Radionuclide Imaging Used in Cardiovascular and Respiratory Diseases

心血管与呼吸系统疾病
核素显像临床应用

丛书主编　王　茜　王雪梅

丛书主审　王　铁

分册主编　王雪梅　杨敏福　王　茜

分册副主编　白　侠

U0197169

北京大学医学出版社

XINXUEGUAN YU HUXI XITONG JIBING HESU XIANXIANG LINCHUANG YINGYONG

图书在版编目（CIP）数据

心血管与呼吸系统疾病核素显像临床应用 / 王雪梅，杨敏福，王茜主编 . —北京：北京大学医学出版社，2023.12

ISBN 978-7-5659-3049-2

Ⅰ. ①心… Ⅱ. ①王… ②杨… ③王… Ⅲ. ①心脏血管疾病 – 核医学 – 影像诊断 ②呼吸系统疾病 – 核医学 – 影像诊断 Ⅳ. ① R540.4 ② R560.4

中国国家版本馆 CIP 数据核字（2023）第 215195 号

心血管与呼吸系统疾病核素显像临床应用

主　　编：王雪梅　杨敏福　王　茜
出版发行：北京大学医学出版社
地　　址：（100191）北京市海淀区学院路 38 号　北京大学医学部院内
电　　话：发行部 010-82802230；图书邮购 010-82802495
网　　址：http://www.pumpress.com.cn
E - m a i l：booksale@bjmu.edu.cn
印　　刷：北京信彩瑞禾印刷厂
经　　销：新华书店
责任编辑：高　瑾　　责任校对：靳新强　　责任印制：李　啸
开　　本：889 mm×1194 mm　1/16　　印张：10.75　　字数：327 千字
版　　次：2023 年 12 月第 1 版　2023 年 12 月第 1 次印刷
书　　号：ISBN 978-7-5659-3049-2
定　　价：88.00 元

编者名单

丛书主编　王　茜　王雪梅

丛书主审　王　铁

主　　编　王雪梅　杨敏福　王　茜

副 主 编　白　侠

编　　者（按姓氏笔画排序）

马荣政　中日友好医院

王　丽　首都医科大学附属北京朝阳医院

王　玲　中日友好医院

王　茸　甘肃省人民医院

王　茜　北京大学人民医院

王　涛　内蒙古医科大学附属医院

王　铁　首都医科大学附属北京朝阳医院

王　巍　首都医科大学附属北京友谊医院

王相成　深圳市人民医院

王海军　甘肃省人民医院

王雪梅　内蒙古医科大学附属医院
　　　　中国科学技术大学附属第一医院

王淑侠　广东省人民医院

王雅雯　中国医学科学院阜外医院

方　纬　中国医学科学院阜外医院

白　侠　内蒙古医科大学附属医院

兰晓莉　华中科技大学同济医学院附属协和医院

刘海燕　山西医科大学第一附属医院

孙晓昕　中国医学科学院阜外医院

李　坤　华中科技大学同济医学院附属协和医院

李　玲　中日友好医院

李　眉　首都医科大学附属北京同仁医院

李　原　北京大学人民医院

李　薇　中国医学科学院阜外医院

李剑明　泰达国际心血管病医院

李蓓蕾　复旦大学附属中山医院

杨吉刚　首都医科大学附属北京友谊医院

杨敏福　首都医科大学附属北京朝阳医院

吴彩霞　北京大学第一医院

汪　蕾　中国医学科学院阜外医院

张　洁　复旦大学附属中山医院

张　娟　首都医科大学附属北京同仁医院

张卫方　北京大学第三医院

张国建　内蒙古医科大学附属医院

张彦彦　北京大学第三医院

陈碧希　首都医科大学附属北京朝阳医院

武姣彦　首都医科大学附属北京朝阳医院

周　欣　北京大学肿瘤医院

周伟娜　内蒙古医科大学附属医院

赵梅莘　北京大学第三医院

赵赟赟　北京大学人民医院

郝科技　北京大学人民医院

翁诗佳　北京大学人民医院

高　伟　首都医科大学附属北京朝阳医院

席笑迎　首都医科大学附属北京朝阳医院

曹国祥　华中科技大学同济医学院附属协和医院

富丽萍　中日友好医院

颜　珏　中日友好医院

序

核医学影像是现代医学诊疗技术的重要组成部分。随着分子医学的快速发展，核素显像的临床应用也日益增加，并在精准化、个体化医疗中发挥着越来越重要的作用。与此同时，培养更多具有良好岗位胜任能力的核医学专业医师也成为我国医学教育迫切需要解决的问题。由于当今的核医学影像与临床各亚专业学科知识相互交叉、渗透，只有在核医学专业医师知晓相关疾病知识、临床医师了解核医学技术特点的情况下，核医学影像技术才能帮助临床解决更多的疑难问题。

主要针对核医学住院医师培训的微信公众号"核医学住院医规培"在北京医学会核医学分会、中国医学影像技术研究会及中国医师协会核医学医师分会等多个学术团体的支持下创办于2016年。该公众号以定期推送案例的方式对核素显像技术的操作、诊断与临床应用进行具体化培训，至今已推送来自全国40余家优秀教学医院和培训基地的近300个病例，既涵盖了传统核素示踪技术的临床应用，也涉及新设备、新技术的应用热点，形成了比较完整的教学病案体系，为核医学专业医师的毕业后教育提供了素材和教学范本。这些病例不仅受到广大核医学专业医师的喜爱，也吸引了其他专科医师的关注。为了方便核医学专业医师学习在不同系统疾病诊疗中应用核素显像，也便于临床医师了解核素显像在相关专业领域中的应用，我们对微信平台上发表的病例进行了整理、补充和归纳，并按照疾病系统分类为若干分册，以"核素显像临床应用实例系列丛书"的形式出版发行。

本套丛书的参编人员均为来自全国各大教学医院的医疗与教学一线工作者，所提供的临床真实病例在经过编写、加工和凝练后，变成了一份份临床资料完整、图像特征鲜明、知识点清晰的教学案例，成为住院医师专业学习的重要资源。本套丛书力求涵盖核素显像的各分支领域，并通过病例对核素显像所针对的不同临床问题进行逐一介绍，一些病例还展示了具有专业特色医疗单位开展的新技术。每个病例均包括患者病史及检查目的、核素显像检查、病例相关知识及解析，旨在进一步说明技术方法、影像特征、诊断要点及针对的临床问题等。希望本套丛书可同时作为核医学医师专业培训及其他专科医师了解相关核医学技术的参考，并进一步推进核医学技术的临床应用。

王　茜　王雪梅

前　言

本书为"核素显像临床应用实例系列丛书"的分册之一，涉及心血管系统和呼吸系统疾病。

第一部分心血管系统疾病的显像技术篇主要介绍了心肌血流灌注及心肌代谢显像原理、显像方法及正常图像的判读，同时介绍了心脏肿瘤显像的原理、方法及图像判读；临床应用篇包含 26 个病例，病例 1 ～ 11 重点介绍心肌灌注显像如何诊断冠心病的心肌缺血与梗死、如何诊断冠状动脉肌桥及冠状动脉痉挛导致的心肌缺血及心肌梗死、如何诊断室壁瘤、如何评估甲状腺功能亢进患者心脏受累、如何评估药物治疗及经皮冠状动脉介入治疗（PCI）前后心肌缺血的变化；并介绍冠状动脉狭窄与心肌灌注显像的关系、多支冠状动脉狭窄导致心肌缺血的 PET/CT 和 D-SPECT 冠状动脉血流储备（CFR）测定以及 ^{18}F-FDG 显像如何评估心肌缺血记忆。其中病例 10 ～ 11 是有关存活心肌方面的内容，重点介绍核素检测存活心肌方法及各种方法的优势以及心肌灌注 / 代谢显像在血运重建中的指导意义。病例 12 ～ 18 是有关心肌病变的内容，重点介绍 ^{99m}Tc-MIBI SPECT/CT 心肌灌注 /^{18}F-FDG PET/CT 心肌代谢显像评估扩张型心肌病、肥厚型心肌病及肿瘤放疗及化疗所致心肌损伤；心肌灌注显像如何评估心肌致密化不全；^{18}F-FDG PET/CT 显像如何检测诊断川崎病心肌损害。病例 19 ～ 23 是有关其他心脏疾病，重点介绍 ^{18}F-FDG PET/CT 显像如何检测诊断心房颤动、心包炎、心脏占位性病变及冠状动脉异常发育引发的心脏受累；病例 24 ～ 26 是有关质量控制方面的内容，重点介绍检查前使用 β 受体阻滞剂对心肌灌注显像的影响、心肌灌注显像图像处理中的技术问题以及生理因素对心肌灌注显像图像的影响。

第二部分呼吸系统疾病分为显像技术篇和临床应用篇，显像技术篇主要介绍了肺灌注显像、肺通气显像及下肢深静脉显像的原理、显像方法及正常图像的判读，同时重点介绍了肺部 ^{18}F-FDG PET/CT 显像的原理、方法及图像判读。临床应用篇包含 25 个病例，病例 27 ～ 41 是有关肺通气 / 灌注显像的临床应用，包括如何诊断急性肺栓塞、慢性血栓栓塞性肺动脉高压，评估急性肺栓塞溶栓及抗凝治疗效果、肺栓塞性肺动脉高压内膜剥脱术 / 球囊扩张术疗效以及在其他肺血管病变方面的应用。病例 42 ～ 51 介绍 ^{18}F-FDG PET/CT 在肺内多种良、恶性疾病诊断中的应用。

本书所有病例由 10 余家医院的核医学科精选而出，病例均提供了病史及检查目的，核医学检查、病例相关知识及解析和参考文献等内容。每个病例均有不同的知识点，因而本书特别适合"5 ＋ 3"（5 年本科教育、3 年临床规范化培训实践及研究生教育）为主体的我国临床医学人才培养模式。同时本书简明、实用、易学易懂，特别注重培养医学生及年轻医师运用核医学知识解决临床实际问题的能力，也能帮助医学生及年轻医师拓宽知识面，提升解决疑难疾病的思维和能力。

本书编写过程中，各位编委经过多次修改，已尽全力，但在内容、编排以及行文处理上可能仍有不妥之处，恳请广大读者给予批评指正，以便在修订时得以完善。

王雪梅　杨敏福　王　茜

目　录

第一部分　心血管系统疾病

第二部分　呼吸系统疾病

显像技术篇

临床应用篇

第一部分

心血管系统疾病

显像技术篇

一、心肌血流灌注显像

（一）显像原理

正常或有功能的心肌细胞能够选择性地摄取某些放射性核素或放射性核素标记的化合物-显像剂，且摄取程度与相应区域的心肌血流灌注量呈正相关，被摄取的显像剂不断地发出射线，在体表应用成像设备采集相关信息，从而得到心肌平面或断层显像。根据显像剂在心肌细胞内的分布情况即可了解心肌的血流灌注情况，达到诊断疾病的目的。心肌灌注显像可分为静息和负荷试验（运动负荷和药物负荷）显像。负荷试验是通过增加受试者的心脏负荷，引发冠状动脉对心肌供血能力的变化，估测冠状动脉血流储备功能和心肌血流灌注状态，以提高心肌灌注显像诊断冠心病的准确性。用于心肌血流灌注显像的显像剂有多种，包括锝 -99m- 甲氧基异丁基异腈（^{99m}Tc-sestamibi，^{99m}Tc-MIBI）、铊 -201（^{201}Tl）及 ^{13}N-NH$_3$ 等，鉴于 ^{99m}Tc-MIBI 能量适中、易于获得，是目前临床最常用的显像剂。

（二）显像方法

1. 检查前准备

向受检者说明药物试验的目的、安全性及可能出现的不良反应，以得到患者的配合。停用 β 受体阻滞剂和钙通道阻滞剂 2 ～ 3 个半衰期，硝酸甘油 1 h 以上；行药物负荷试验者检查前需停用氨茶碱和咖啡因；患者自带牛奶或脂餐备用。

2. 心脏负荷试验

（1）运动负荷试验：采用次级量踏车运动方案，从 25 ～ 30 W 开始，每 3 min 增加 20 ～ 30 W，直至患者达到目标心率（极量目标心率推算公式：200 ～ 220 －年龄；次极量目标心率推算公式：170 ～ 190 －年龄）或出现极度疲劳、心绞痛、呼吸困难、心律失常、血压下降、心电图 ST 段明显压低或弓背抬高 ≥ 3 mV 等情况时，即刻从预先建立的静脉通路注射显像剂，可酌情降低运动量后鼓励受检者继续运动 1 min。试验过程中记录血压、心率及心电图等。

（2）药物负荷试验：用于负荷试验的药物分为两大类，分别为扩管型药物和氧耗型药物。扩管型药物有腺苷、双嘧达莫（潘生丁），氧耗型药物代表为多巴酚丁胺。目前腺苷的应用更为广泛。受检者取卧位，建立两条静脉通道，一条通道通过微量泵泵入负荷药物，另一条通道为心肌灌注显像剂给药通道。腺苷成人给药总剂量 0.84 mg/kg，泵入速度 0.14 mg/（kg·min），共注射 6 min，在第 3 min 时注射显像剂；双嘧达莫成人给药总剂量 0.56 mg/kg，泵入速度 0.14 mg/（kg·min），总剂量在 4 min 内注射完毕，在双嘧达莫给药的第 3 min 推注显像剂；多巴酚丁胺最大用药剂量为 30 μg/（kg·min）或 20 μg/（kg·min），首次泵入速度 5 μg/（kg·min）或 2.5 μg/（kg·min），每 3 min 增加 5 μg/（kg·min）或 2.5 μg/（kg·min），在达到目标心率或其他终止指标时注射显像剂，注射显像剂后维持泵入多巴酚丁胺 1 min。试验过程中记录血压、心率及心电图。

3. 图像采集与处理

（1）SPECT 心肌灌注显像：分为隔日法和一日法。①隔日法：在评价负荷及静息状态心肌血流时，需分别两次注射显像剂，且两次分别成像。负荷高峰时静脉注射 ^{99m}Tc-MIBI 740 ～ 925 MBq（20 ～ 25 mCi），注射显像剂约 15 min 后进食脂餐或牛奶以加速胆囊内显像剂的排泄，减少伪影，0.5 ～ 1.5 h

行负荷显像。隔日再静脉注射相同剂量 ^{99m}Tc-MIBI，1 ~ 1.5 h 行静息显像。②一日法：静息状态下静脉注射 ^{99m}Tc-MIBI 296 ~ 333 MBq（8 ~ 9 mCi），30 min 至 1.0 h 行静息显像，30 min 至 4 h 行负荷试验，负荷高峰时再注射 ^{99m}Tc-MIBI 814 ~ 925 MBq（22 ~ 25 mCi），15 min 至 1.0 h 后显像。图像采集分为门控法和非门控法，采集参数见表 1-1。采集后图像经专用软件处理获得左心室心肌短轴、水平长轴和垂直长轴三维影像以及左心室容积和室壁运动等心功能参数。图像重建方法：推荐采用迭代重建法。

表 1-1　SPECT/CT 心肌灌注显像图像采集参数

参数名称	参数设置
准直器	低能高分辨准直器
探头角度范围	左前斜（LAO）45° ~ 左后斜（LPO）45°；3° ~ 6°/帧
门控采集	推荐门控采集，每个心动周期推荐分成 8 ~ 16 门，心率窗宽推荐为 ±15% ~ 20%；对于心律极度不齐者，如心律"拒绝"三分之一以上者应行非门控采集。采集时间为 25 ~ 30 秒/帧
CT 衰减校正采集	推荐平静呼吸或呼气末屏气 CT。范围为气管隆突至膈肌下；管电压 80 ~ 140 kV，管电流 10 ~ 20 mA；螺距 1:1

（2）PET 心肌灌注显像：由于正电子药物半衰期很短，所以普遍采用一日法。^{13}N-NH$_3$ 的使用剂量：静息为 370 MBq（10 mCi），负荷为 111 MBq（30 mCi）。负荷心肌灌注与静息心肌显像可相隔 1 h 完成。

（三）正常影像

短轴断层图像是垂直于心脏长轴从心尖向心底逐层切割依次断层影像，呈环状，可显示左心室各室壁（图 1-1）；水平长轴断层图像是平行于心脏长轴，由横膈面向上逐层切割依次断层影像，呈马蹄状，可显示左心室间壁、侧壁及心尖（图 1-2）；垂直长轴断层图像是垂直于上述两个轴断层，由室间隔向左侧壁逐层切割的依次断层影像，形同横位马蹄状，可显示左心室前、下后壁及心尖（图 1-3）。正常情况下左心室各心室室壁显像剂分布均匀，心尖部局部比较薄。

靶心图又称牛眼图，是以垂直短轴图像自心尖展开所形成的二维同心圆图像。缺血区域以不同的颜色表现出其差异。靶心图利于进行定量或者半定量分析，正常情况下靶心图色阶分布基本均匀（图 1-4）。

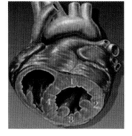
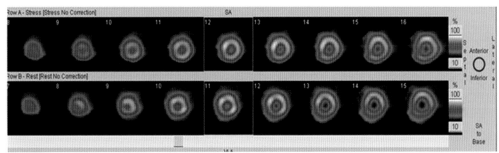

图 1-1　短轴断层图像。自心尖开始到心底部排列，上部为前壁，下部为下壁，内侧为间隔，外侧为侧壁。上排为负荷状态显像，下排为静息状态显像。左图为解剖示意图。

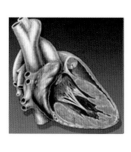
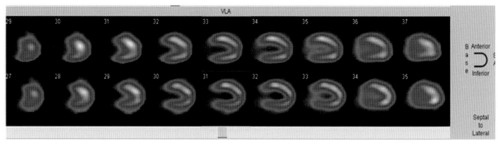

图1-2　垂直长轴断层图像。上部为前壁，下部为下壁，顶端为心尖。上排为负荷状态显像，下排为静息状态显像。左图为解剖示意图。

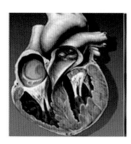
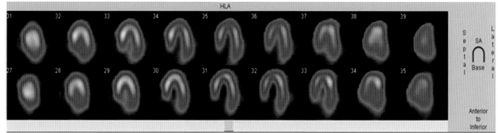

图1-3　水平长轴断层图像。内侧为间壁，外侧为侧壁，顶部为心尖。上排为负荷状态显像，下排为静息状态显像。左图为解剖示意图。

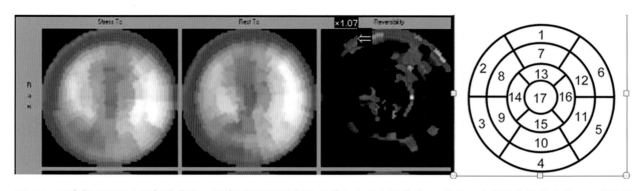

图1-4　正常靶心图及心肌标准节段。目前国际通用的标准是将左心室心肌分成17节段。节段的名称依次为：1.前壁基底段，2.前间隔基底段，3.下间隔基底段，4.下壁基底段，5.下侧壁基底段，6.前侧壁基底段，7.前壁中部，8.前间隔中部，9.下间隔中部，10.下壁中部，11.下侧壁中部，12.前侧壁中部，13.前壁心尖部，14.间隔心尖部，15.下壁心尖部，16.侧壁心尖部，17.心尖部。

二、心肌代谢显像

（一）显像原理

　　葡萄糖和脂肪酸是心肌细胞代谢最主要的能量底物。空腹时游离脂肪酸是心肌的主要能量底物，而进餐后正常心肌细胞则主要利用葡萄糖。心肌细胞发生坏死后，心肌的所有代谢活动均停止，葡萄糖是缺血心肌的唯一能源。由于^{18}F-FDG与脱氧葡萄糖结构相同，借助心肌细胞上的葡萄糖转运蛋白完成易化扩散进入心肌细胞，之后经己糖激酶的去磷酸化，转化为6-磷酸-FDG。因其不能像6-磷酸-葡萄糖一样进一步酵解，所以滞留在细胞内。因而应用^{18}F-FDG PET心肌代谢显像可反映心肌细胞葡萄糖在正常与异常状态下的代谢分布变化，客观反映缺血和坏死心肌状态的葡萄糖代谢状况。

（二）显像方法

1. 检查前准备

检查前禁食 6 ～ 12 h，不禁水。但不是说进食的受检者不能进行该项检查，进食的受检者应评估进食量、进食内容和进食时间以及当时的餐后血糖水平，根据实际情况进行血糖调节。调节血糖水平常用两种方式：口服糖负荷和静脉糖负荷，为方便应用，更推荐应用口服葡萄糖负荷。

检查前监测患者血糖，非糖尿病受检者空腹血糖＜ 6.0 mmol/L，口服葡萄糖粉 40 ～ 50 g；若糖尿病受检者或非糖尿病受检者空腹血糖＞ 6.0 mmol/L，口服葡萄糖粉 25 g（可以同时皮下注射胰岛素）。口服糖负荷后 30 ～ 45 min 血糖水平与胰岛素用量可参照表 1-2。

表 1-2　口服糖负荷后 30 ～ 45 min 血糖水平及胰岛素用量对照表

血糖水平	胰岛素用量
7.22 ～＜ 7.78 mmol/L（130 ～＜ 140 mg/dl）	静脉注射胰岛素 1 U
7.78 ～＜ 8.89 mmol/L（140 ～＜ 160 mg/dl）	静脉注射胰岛素 2 U
8.89 ～＜ 10.00 mmol/L（160 ～＜ 180 mg/dl）	静脉注射胰岛素 3 U
10.00 ～ 11.11 mmol/L（180 ～ 200 mg/dl）	静脉注射胰岛素 5 U

在应用胰岛素后应定时监测血糖水平并记录，当找到血糖下降的趋势时，注射显像剂 ^{18}F-FDG。胰岛素可以多次注射，直至出现血糖下降的趋势。但是在调糖过程中，应严密监测低血糖的发生，一旦出现低血糖，应立即注射 ^{18}F-FDG 并处理低血糖，^{18}F-FDG 注射 30 ～ 45 min 后可以开始适当进食。

2. 图像采集与处理方法

具体方法见表 1-3。

表 1-3　图像采集与处理方法

项目	方法
注射剂量	185 ～ 555 MBq（5 ～ 15 mCi）
注射速度	无严格要求，2 min 弹丸
注射→采集时间	注射后 45 ～ 60 min
患者定位	PET/CT 应用 CT 扫描；PET 应用透视扫描
显像模式	2D 或 3D；静态或菜单模式；动态显像
采集时间	10 ～ 30 min（因计数率和注射剂量不同而异）
衰减校正	设定的衰减校正：之前或扫描完成之后立即进行
重建方法	滤过反投影法或最大似然法（如 OSEM）
重建滤过	达到预期分辨率 / 平滑度要求，负荷与静息相匹配
重建像素大小	2 ～ 3 mm

（三）图像分析

1. 正常图像分析

实际临床应用中往往将 ^{18}F-FDG 心肌代谢显像与心肌灌注显像进行对比分析。正常人心肌葡萄糖代谢影像表现为心脏左心室室腔大小正常，各室壁显像剂分布均匀（图 1-5）。

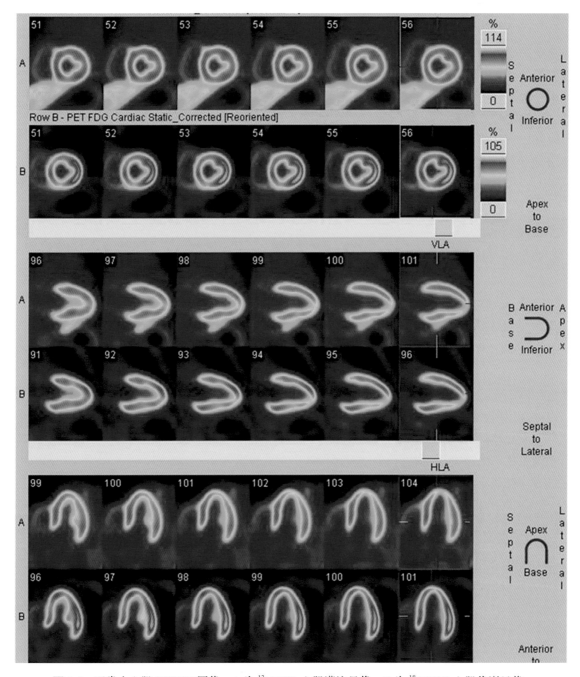

图 1-5　正常人心肌 PET/CT 图像。**A** 为 ^{13}N-NH$_3$ 心肌灌注显像，**B** 为 ^{18}F-FDG 心肌代谢显像。

2. 异常影像分析

心肌 ^{18}F-FDG 代谢显像用于缺血性心肌病诊断时，与心肌灌注显像对比分析一般常表现为以下两种情况：

（1）灌注-代谢不匹配：指心肌灌注显像中呈显像剂摄取减低 / 缺损的节段在心肌代谢显像中摄取 ^{18}F-FDG，提示灌注减低区内的心肌为存活心肌（图 1-6）。

（2）灌注-代谢匹配：是指心肌灌注显像呈显像剂摄取减低或缺损的节段在心肌代谢显像中仍然表现为显像剂摄取的减低或缺损区，提示局部为非存活心肌（图 1-7）。

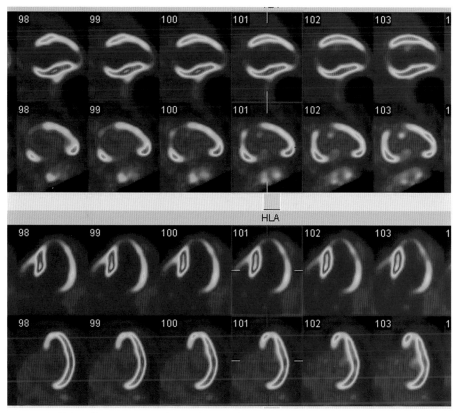

图 1-6 上排 ^{13}N-NH$_3$ 血流灌注显像示左心室心尖段、侧壁心尖段、前侧壁中段、前侧壁基底段、后侧壁中段及后侧壁基底段灌注缺损，下排 ^{18}F-FDG 代谢显像示缺损区内可见明显 FDG 摄取，呈灌注 / 代谢不匹配表现。

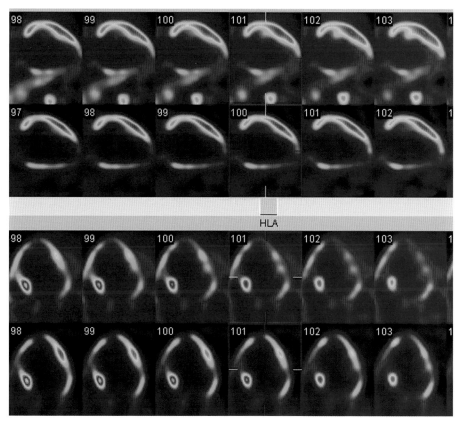

图 1-7 上排 ^{13}N-NH$_3$ 血流灌注显像示左心室下后壁、外侧壁、心尖部、室间隔灌注明显稀疏-缺损，下排 ^{18}F-FDG 代谢显像示缺损区内未见明显 ^{18}F-FDG 摄取，呈灌注 / 代谢显像匹配表现，提示上述节段无存活心肌或为瘢痕组织。

三、心肌显像质量控制

心肌显像的质量控制对获得高质量的图像、避免显像失败、减少图像伪影、保证足够的反映冠状动脉病理生理功能的血流动力学信息、真实反映心肌细胞活性状态和提高最终诊断和评价的准确性均具有十分重要的意义。心肌显像的质量控制环节体现在显像过程中的各个环节，下文简要对负荷试验、心肌图像采集与处理、图像后处理以及 FDG 心肌代谢显像中的血糖调节的质量控制环节进行叙述。

（一）负荷试验

负荷试验是 SPECT 或 PET 心肌血流灌注显像（myocardial perfusion imaging，MPI）中最重要的技术过程，诊断心肌缺血和对冠心病进行准确的危险度分层均需要通过负荷试验过程所得的图像结果进行诊断和评价。

负荷试验主要包括运动（平板、踏车）负荷和药物负荷两大类，药物包括扩血管类，如腺苷、双嘧达莫（潘生丁）、三磷酸腺苷和类伽腺苷，以及正性肌力药物（儿茶酚胺类），如多巴酚丁胺；也有折中的低阻力运动联合药物负荷方案和为特定目的进行的物理刺激负荷，如在低运动负荷状态下进行持续时间修正的药物负荷，该方案能够减少负荷药物的总用量和副作用；采用冰水刺激进行"冷加压"试验（cold pressure test），以判定冠状动脉血管内皮功能。

对于负荷试验而言，首先最重要的是要掌握其适应证和禁忌证，具体请参阅相关指南[1]。在保证患者安全的前提下进行负荷试验，负责负荷试验的人员要进行相关的专业训练，有一定的处理应急情况的能力，并有完善的抢救设施和后续应急流程；其次，要清晰了解负荷试验前患者服用的药物或饮品等对显像的灵敏度和特异度亦有一定影响，如硝酸酯类、β 受体阻滞剂等药物可能会降低试验的灵敏度，12 h 内饮用咖啡、茶等含咖啡因类饮料，以及服用茶碱类药物等可能会降低扩血管类药物负荷试验的灵敏度，并引起心肌血流定量分析的假阳性。因此，预约时向患者交代检查前的注意事项尤为重要，最好给予纸质说明，以便患者能仔细阅读，也要使相关临床医护人员知晓这些影响因素。对于不能停药的患者及时做好记录，以便分析时参考。

进行负荷试验时，要对以下问题清晰掌握。

1. 如何选择运动或药物负荷试验？

在无负荷试验禁忌条件下，对于运动能力良好、预计能达到负荷足量者可首选运动负荷试验；对于左束支传导阻滞（left bundle branch block，LBBB）、起搏器植入术后（起搏心律）者、预激综合征者以及运动能力不足和无法运动者，应首选药物负荷试验（其中扩血管类药物为首选，对于扩血管类药物有禁忌者，可选择儿茶酚胺类药物）；由于采集的限制，对于 SPECT 或 PET 动态血流定量显像而言，推荐采用扩血管类药物负荷试验，其中药物负荷试验尤其适用于冠状动脉造影阴性而怀疑微血管功能障碍以及冠状动脉造影提示多支病变者的动态定量血流显像。对于特殊人群，如过于肥胖或病态肥胖者（体重 ≥ 110 kg），尚无法正确确定以体重为计算依据的负荷药物应用的剂量，因此，此类人群不建议采用药物负荷试验[1]。

2. 如何把握运动或药物负荷试验的终止指标？

对于负荷试验而言，达到足量的负荷指标对保障显像的灵敏度非常重要，否则由于负荷量不足会导致检查的假阴性或低估冠心病的严重程度。一般而言，如果患者运动能力良好、负荷试验中无明显缺血性或严重心律失常性心电图改变，对于运动负荷而言应达到预期的目标心率，并且达到极量心率目标的检查灵敏度要优于达到次极量心率，但是达到预期的目标心率并不是视作停止试验的唯一指标。运动负荷试验中为了使试验评估有意义，运动一般至少要持续 4 ～ 6 min；同时要注意到基础心率和心脏做功负荷的指标，即 RPP（rate pressure product，RPP）——心率与血压收缩压的乘积，它是反映心脏能量需求的一个直接指标。因此，当运动负荷时迟迟达不到目标心率时，应注意测量患者的血压和 RPP，当

RPP 达到 20 000 以上时，也反映心脏作功负荷基本达标，RPP 达到 25 000 以上提示心脏负荷达标满意，亦可视作终止试验的指标，并且参考 RPP 也可避免血压持续过高引起潜在的危险。对于药物负荷而言，如心电图无明显的缺血性、二度及以上房室传导阻滞、频发室性期前收缩（早搏）或其他严重心律失常等情况时，应尽量足量用完既定的药物量。总之，在负荷试验中，在严密观察患者症状、生命体征和心电图变化等保证患者安全情况下，是否达到足量的负荷量是保证检查准确性的重要影响因素，应对这一点有足够的认识。当然，在低负荷量情况下就出现了明显的终止指标，如典型缺血症状、明显缺血性心电图改变等，则往往是患者高危的指征，而此时无论最终显像的结果如何，都应终止药物负荷试验。

3. 关于负荷试验还有哪些注意事项？

负荷试验中具备血压、10 导联及以上心电图的动态监护是必要条件，同时负荷室内具备氧气、转运车、吸引器、抢救车、除颤仪等基本抢救设施，并保证这些设备处于可用状态。

为了使注射显像剂过程可控，建议试验前留置静脉套管针，一方面便于从容注射显像剂、避免显像剂外漏或寻找不到穿刺点而延误试验；另一方面也有利于发生紧急情况时进行抢救使用。在达到负荷终止指标时，应迅速注射显像剂并冲洗管道，为避免竞争性管道使用，对于腺苷、三磷酸腺苷药物负荷，建议预置两条静脉通道。在注射完显像剂后，对于运动负荷试验而言，应至少继续运动 1 min，以保证冠状动脉充血状态的维持。

负荷过程终止后，应继续动态观察心电图、血压至少 3 min，对于心率、血压和心电图异常改变消退延迟者，还要延长时间观察。一般推荐患者心率恢复到试验前或 100 次 / 分以下，血压基本恢复到试验前水平，并且患者除疲劳外无其他明显由负荷所诱发的症状，此时可结束负荷试验。

负荷前、负荷中不同阶段以及恢复期血压、心电图和心率等监测指标要留有记录并初步分析。对于负荷试验中所发现的高危患者，应加强患者在科室等待显像期间的观察，必要时向临床进行危急值汇报。

（二）心肌图像采集与处理（适用于传统 SPECT）

1. 采集前准备

（1）患者准备与核对：嘱患者移除心脏部位及周围金属物品，不能移除的应做好记录。通过名字、性别和病历号确认患者信息准确无误，切勿张冠李戴。

（2）饮水：推荐上检查床前饮水 300 ~ 400 ml，使胃撑起，有助于将邻近下壁的心外显像剂的分布移开，这样在断层处理时能避免心外显像剂的影响。

（3）体位：一般取仰卧位，患者长轴中心应与检查床长轴中心重叠，体位端正，双手上举置于头顶。怀疑乳腺衰减时，可取绑带将左侧乳腺向左上方推移并固定后再次显像；怀疑下壁衰减伪影时，可行俯卧位再次显像。改变体位成像有助于衰减伪影的鉴别。女性患者负荷显像乳腺位置应与静息显像相同。嘱患者平静呼吸、保持体位不动。

（4）电极安放：门控电极放置正确、与皮肤紧密相贴，必要时采用生理盐水或酒精清洁局部皮肤。所获取的门控心电图 R 波明显且清晰、能被准确捕获，必要时更换门控导联，以避免采集时心电图信号脱落。

（5）安全检查：启动设备按键前，应检查患者躯体已固定好，肢体和头发等无被卡、压等危险，确认探头压力感受器正常、探头旋转范围内无障碍物，以保障患者检查安全和设备安全。

2. 检查过程[2]

（1）注射剂量：应注意注射显像剂的剂量与患者体重指数（body mass index，BMI）、采集方案、核素种类、设备类型和软件后处理类型等多种因素有关，应根据本科室具体情况确定合适的注射剂量，而并不是一成不变的。

（2）采集体位：一般传统 SPECT 采取仰卧位，心脏专用机采取坐位。仰卧位联合俯卧位或坐位有助于鉴别膈肌对下壁的衰减伪影，是没有 CT 校正情况下较好的一种鉴别方法。

（3）采集时间：

1）在运动负荷峰值或血管扩张药物峰值之前单剂量注射 2.5 ～ 3.5 mCi 的 ^{201}Tl 后，SPECT 显像在 10 ～ 15 min 后开始。再分布（静息）显像在随后的 2.5 ～ 4.0 h 完成。

2）对于 ^{99m}Tc-MIBI，建议在运动时最低延迟 15 ～ 20 min 开始显像，静息时 45 ～ 60 min，药物负荷时则为 60 min。

3）对于 ^{99m}Tc-替曲膦，最佳做法为：运动时最低延迟 10 ～ 15 min，静息时 30 ～ 45 min，药物负荷时则为 45 min。

3. 采集方案

（1）两天方案：理想情况下，使用 ^{99m}Tc-药剂的负荷和静息显像应在两天分别进行，以避免第一次注射的残留放射性活度（"余辉"或"串扰"）干扰对第二次注射的显像解读。对于体型较大的患者（例如，＞100 kg 或 BMI ＞35 kg/m^2）或预期胸部有显著衰减的女性患者，低剂量的 ^{99m}Tc 标显像剂可能会导致显像质量不佳，推荐采用两天显像方案，每次注射时均使用较高的放射性活度（18 ～ 30 mCi）。

（2）一天方案：该方案需要在第一次注射时使用较低剂量（约为总剂量的 1/4），并在第二次注射时使用较高剂量（约为总剂量的 3/4），即第二次注射剂量约为第一次注射剂量的 3 倍，推荐第一次与第二次注射时间间隔 1 ～ 4 h。

（3）动态成像方案：预注射显像剂定位后，需要启动采集 10 s 左右，于静息或负荷高峰状态下床旁快速推注显像剂，一般动态采集 10 min，获得心室、心肌的时间-放射性曲线，用于血流定量计算。关键在于注射体积、活度、速度、无渗漏，具体应参照设备类型而定。

应注意的是，随着设备的进展和出于方便患者、提高检查流通率和降低辐射剂量等多方因素的考虑，采集方案并不是固定不变的，应根据设备类型、核素类型、患者患病可能性、体型等采用"患者为中心"的采集方案[3]，并不是每个患者均采用相同的采集方案，即没有对于所有患者都适合的理想方案。

4. 采集参数

（1）准直器：推荐低能高分辨型准直器，个别型号设备采用聚焦型准直器效果更佳。

（2）矩阵：一般推荐 64×64 矩阵，128×128 为可选，应根据仪器型号和厂家推荐及本科室实际经验进行设置。

（3）门控采集：推荐门控采集，每个心动周期推荐分成 8 ～ 16 帧，心率窗宽推荐为 ±15% ～ 20%；对于心律极度不齐者，如心律"拒绝"1/3 以上者应行非门控采集。

（4）帧采集时间：一般推荐为 25 ～ 30 秒 / 帧，应根据注射剂量调整。

（5）采集角度范围：标准为 LAO45° ～ LPO45°，1 帧 /3° ～ 6°。

（6）衰减校正采集：对于 SPECT/CT 设备，可增加非屏气低剂量 CT 采集为 SPECT 图像提供衰减校正，定位范围为气管隆突至膈肌下。一般推荐电压为 80 ～ 100 kV，电流 10 ～ 20 mA，层准直厚度为 4 ～ 5 mm，重建厚度为 4 ～ 7 mm，采用慢速旋转，如 1 圈 / 秒，螺距 1：1。

（三）图像后处理（适用于传统 SPECT）

1. 原始和断层数据质控

原始和断层数据质控包括以下方面的内容：①查看原始图像，观察心肌显像剂摄取是否优良、有无显像剂注射渗漏造成心肌显影质量差和心脏外的显像剂摄取。心肌摄取好、计数充足、无心脏临近热点干扰、显像剂无明显外漏视为合格。②查看原始图像观察受检者有无移动、有无因呼吸幅度不均匀造成的心脏蠕动（上下移动），无肉眼可及的体位移动或摆动，同时参考 linogram 图，无明显锯齿样改变、基本呈线性；此外，移动校正软件（若具备）提示 X、Y 方向移动低于 2 个像素；对于有明显移动的数据，推荐重新采集。③观察有无造成心肌图像伪影的（前壁或下壁）衰减因素，如乳房过大、腹部肥大等。④查看断层处理中的门控质控曲线、正弦图（sinogram）等，注意心律"拒绝"情况，心律"拒绝"应＜5%；⑤若采用同机 CT 扫描，则应质控核医学图像与 CT 图像配准对位情况，必要时采用软件进行校正。建议在患者离开前，对上述项目进行检查，必要时重新采集以获得合格的图像。

2. 图像重建（根据厂家临床培训和推荐选择合适的重建方法和参数）

（1）组织衰减伪影或邻近"热点"影响的常用解决方法：①怀疑前壁衰减伪影：采用 SPECT/CT 衰减校正图像对比观察，如不具备同机 CT，可向左上方推挤左侧乳腺并采用绑定固定乳腺位置再次采集。再次显像示前壁原稀疏区消失或位置改变，应考虑前壁原稀疏区为乳腺软组织衰减所致。②怀疑下壁衰减伪影：采用 SPECT/CT 衰减校正图像对比观察，如不具备同机 CT，可行俯卧位再次采集。若下壁原稀疏区消失或位置改变，应考虑下壁原稀疏区为膈肌衰减所致。③肝左叶或肠道高放射性"热点"：如果在采集和（或）断层视野内出现比心肌内更高的放射性"热点"，则可能影响下壁心肌放射性分布的正确显示，甚至造成与下壁放射性分布的重叠，造成不能观察。采用措施：饮水 300 ml 后立即再次显像，利用撑大的胃体挤开邻近心脏下壁的放射性"热点"；或嘱患者进食水、增加活动，延迟一段时间后再次采集，则大多能解决此类问题。④重建方法：推荐采用迭代重建方法（iterative reconstruction）。

（2）断层图像轴位调整：以手动或自动方式执行的，其结果是将数据分解为垂直长轴、水平长轴和短轴平面。长轴方向线应平行于心肌的长轴壁，并应在静息和负荷检查中保持一致。不当的平面选择可能导致静息和负荷数据集之间的心肌壁对准不当，从而造成阅片错误。另外，所有断层轴的选择建议保留 QC 截图，应确保随时供查阅。

（3）图像的归一化处理：有两种广泛采用的方法。每个序列（垂直轴、水平轴、短轴）均可归一化到整个图像集内最亮的像素，这称为"序列归一化"。该方法被认为是灌注缺损范围和严重程度评估的最简单、最直观的方式。另一种方法是"帧归一化"，该方法将每一帧（断层）都归一化到该帧（断层）内的最亮像素。此方法可为每个断层提供最佳图像质量。视野中应避免出现高于心肌内放射性分布的"热点"，可采用断层遮挡（mask）工具去除"热点"。

（4）衰减校正图像：建议并排显示衰减校正和非衰减校正图像，并根据需要显示正常放射性分布及其差异分布，以便进行比较。

（四）FDG 心肌代谢显像中的血糖调节

FDG 心肌代谢显像结合心肌灌注显像是判断存活心肌的"金"标准，而获得满意的 FDG 心肌代谢图像质量的关键是血糖调节，只有血糖控制在一定水平内，此时注射 FDG 方可获得合格的图像，并真正反映心肌细胞活性状态。此过程涉及患者的准备、糖负荷和胰岛素的应用。

1. 患者准备

为使患者到达科室时的血糖水平容易控制，一般推荐进行该检查的患者均需禁食 6 ～ 12 h，不禁水。但并不是说进食的患者不能进行该项检查，此时应评估进食量、进食内容和进食时间以及当时的餐后血糖水平，根据实际情况进行血糖调节。对于禁食患者，一般要随时携带少量食物，如面包、饼干等，以备应用胰岛素后长时间等待可能发生低血糖时的应急食用。对于糖尿病患者，推荐检查当日到达科室前 2 h 和 1 h 各口服阿昔莫司 1 粒，用于增强抑制心肌的脂肪酸代谢，促进心肌葡萄糖代谢。为显像剂注射和发生意外情况抢救时方便，建议预埋静脉留置针。

2. 糖负荷

为方便应用，推荐应用口服葡萄糖溶液进行糖负荷。计算葡萄糖用量后，可采用 50% 高糖溶液温水稀释至 100 ml 左右口服。对于糖尿病患者，进行糖负荷时与非糖尿病患者相比要减少口服糖用量，口服糖用量一般为相应血糖水平的非糖尿病患者的 50%。糖负荷具体用量请参考相关指南[4]。

3. 胰岛素的应用

为缩短胰岛素起效时间，缩短患者血糖调整的整体时间，推荐应用静脉给予常规速效胰岛素。胰岛素使用量应双人复核，防止应用过量导致不良反应、甚至危重情况发生。推注时应缓慢、注意观察患者反应，并嘱患者在等待期间若感觉心悸、出汗、无力、饥饿感、头晕等情况发生时，及时通知医生，患者等候区建议有陪伴家属或医务人员。胰岛素具体用量请参考相关指南[4]。

4. 显像剂注射时机

把握好注射显像剂的时机是获得合格心肌代谢图像的重要保证。一般建议经糖负荷和胰岛素联合应用后，血糖水平达到 5.54 ～ 7.7 mmol/L 之间是注射 FDG 的时机，而且推荐选择血糖的下降阶段。根据经验，糖负荷后血糖下降阶段斜率越大，此时注射 FDG 后图像质量越好，即使在注射 FDG 时血糖浓聚低于 5.54 mmol/L 以下，也能获得高质量的图像。

5. 再次调糖和延迟显像

对于部分糖尿病患者，即使在合适的时机注射了 FDG，但是在常规显像时仍可能出现心腔内本底较高、心肌显影不佳的情况，此时可以再次注射 1 ～ 2 单位胰岛素促进 FDG 摄取（注意防止低血糖发生）后 30 min 左右再次显像，或者延迟 1 ～ 2 h 后再次显像（延迟期间可以进食），一般往往能得到合格的图像质量。

6. 调糖成功的 FDG 图像判断

心肌显影清晰，肺、纵隔及心腔内本底影较低，肝脏显影较淡。

四、心脏肿瘤 PET/CT 显像

（一）显像原理

肿瘤细胞因生长速率高、糖酵解增强，所以葡萄糖代谢旺盛。[18]F-FDG 通过葡萄糖转运体（GLUT）经细胞膜进入细胞，在己糖激酶（HK）的作用下磷酸化。由于 6- 磷酸–脱氧葡萄糖（[18]F-FDG-6-P）的脱磷酸化在肿瘤细胞内非常缓慢，[18]F-FDG-6-P 滞留于肿瘤细胞内，通过 PET/CT 体外检测可以显示病灶部位的异常显像剂浓聚。[18]F-FDG 也可用于炎症、感染等良性疾病的显像，是利用炎症细胞代谢活性增强的特性。

常规显像准备条件下，心肌细胞对 ^{18}F-FDG 的摄取呈现多样化的表现，既可表现为均匀的高 FDG 摄取，也可表现为花斑状不同程度的 FDG 摄取，还可以表现为均匀一致的低分布水平。当 ^{18}F-FDG 显像用于心脏肿瘤检出时，为了更好地显示心脏肿瘤病变的糖代谢水平以及心脏肿瘤与其毗邻的房室结构的关系，尤其是区别心肌内的占位性病变与正常生理性摄取糖的心肌组织，需要调整心肌对 ^{18}F-FDG 的生理性摄取至尽可能均匀一致的低水平，以最大限度地凸显心脏的肿瘤性病变，包括原发心脏的肿瘤、心脏转移瘤和多部位起源的肿瘤如淋巴瘤的心脏浸润。

（二）显像剂注射前准备

（1）饮食调控：采用低碳水化合物、高脂饮食进行调控，提高血液中游离脂肪酸的含量，促进心肌更多利用脂肪酸以满足生理代谢需求[1]。显像前先连续 1 ～ 2 餐低糖类高脂饮食，末次脂餐距离 FDG 注射约 4 h。每餐中含有碳水化合物含量的最高限值，尚没有统一的共识，多数要求低于 5 克 / 餐，但也有要求低于 3 克 / 餐或 10 克 / 餐；高脂餐的脂肪含量一般需达到含脂肪 > 35 克 / 餐。约 80% 的患者饮食调控可达到满意的心肌生理性 FDG 摄取压制影像。

（2）长时间空腹：一般要求空腹 12 ～ 18 h 以上，这有利于心肌细胞更多地转向以血液中游离脂肪酸供能为主，从而减少对糖的摄取和利用。此种方式心肌生理性摄取成功压制到满意水平的比例约在 62% 左右[2]，但长时间空腹可能给临床显像流程安排增加难度，糖尿病患者易发生低血糖，危重患者的风险也增加，同时患者的依从性较差。

（3）静脉内肝素：FDG 注射前 15 min 一次性按 50 IU/kg 弹丸式注射肝素，也可按 10 ～ 15 IU/kg 的方案分别在 FDG 注射前 45 min 和 15 min 分 2 次给药。其原理是诱导脂肪分解，增加血液中游离脂肪酸水平，该剂量的肝素一般不会显著延长凝血活酶时间。静脉内给予肝素的方法可单独使用，也可结合长时间空腹或饮食调控使用。但该方法单独使用的效果存在争议。

（4）饮食调控＋长时间空腹：两种方法结合使用可进一步显著压低心肌生理性的 FDG 摄取[3]。

（三）显像方法

按常规肿瘤显像方法进行。因心脏结构复杂，PET/CT 中的低剂量 CT 分辨率低，图像质量差，无法提供清晰的病变位置与房室毗邻关系的信息，故推荐在 PET/CT 扫描中同期完成 CT 的增强扫描，这对于病灶的定位定性诊断及优化缩短临床诊断流程都具有重要的意义。

参考文献

［1］Henzlova MJ，Duvall WL，Einstein AJ，et al. ASNC imaging guidelines for SPECT nuclear cardiology procedures：Stress，protocols，and tracers. J Nucl Cardiol，2016，23：606-639.

［2］Dorbala S，Ananthasubramaniam K，Armstrong IS，et al. Single photon emission computed tomography（SPECT）myocardial perfusion imaging guidelines：Instrumentation，acquisition，processing，and interpretation. J Nucl Cardiol，2018，25：1784-1846.

［3］Depuey EG，Mahmarian JJ，Miller TD，et al. Patient-centered imaging. J Nucl Cardiol，2012，19：185-215.

［4］Dorbala S，Di Carli MF，Delbeke D，et al. SNMMI/ASNC/SCCT guideline for cardiac SPECT/CT and PET/CT 1.0. J Nucl. Med，2013，54（8）：1485-1507.

（王雪梅　王相成　王淑侠　李剑明　杨敏福　白侠）

临床应用篇

I. 心肌缺血与梗死

病例 1 **冠状动脉发现狭窄等同于或不等同于心肌灌注显像相应部位的心肌缺血**

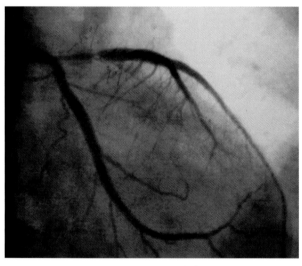

病例图 1-1　冠状动脉造影图示左前降支主干近 90% 局限性狭窄。

病史及检查目的

患者女性，67 岁。近半年出现活动时呼吸困难，休息后可缓解，伴心慌、胸闷，服用硝酸异山梨酯（消心痛）可改善。2 个月来症状加重，活动明显受限。近日出现心前区疼痛，向左肩放射伴左上肢麻木。高血压 10 年，糖尿病 9 年，高血脂 9 年。查体：口唇轻度发绀，血压（BP）：145/100 mmHg，心率（HR）：80 次 / 分，律齐，A2 > P2。心电图：窦性心律，ST-T 改变。X 线：主动脉增宽，迂曲。超声心动图：左心室室壁普遍增厚，以尖部为著，考虑为高血压性心脏改变。冠状动脉造影：左前降支主干近 90% 局限性狭窄（病例图 1-1）。为进一步评估有无心肌缺血行 ^{99m}Tc-MIBI 心肌灌注显像。

^{99m}Tc-MIBI 心肌灌注显像

方法及影像所见：采用常规两日法运动负荷＋静息心肌灌注显像法，踏车运动到 III 级，运动时间为 8 分 52 秒，达目标心率，基础心率 80 次 / 分，最高心率 131 次 / 分，基础血压 115/75 mmHg，最高血压 163/106 mmHg。运动高峰时注射 ^{99m}Tc-MIBI，约 1 h 后行门控心肌灌注显像，获得左心室短轴、垂直长轴及水平长轴三断面的图像（病例图 1-2）。结果示左心室室腔大小正常，左心室前壁心尖段显像剂分布稀疏。次日，静息状态下静脉注射 ^{99m}Tc-MIBI 约 1 h 后采集静息心肌血流灌注显像，左心室前壁心尖段显像剂填充。

检查意见：运动负荷试验心电图阴性。左心室室腔大小正常，左心室前壁心尖段负荷 / 静息显像不匹配，提示左心室前壁心尖段心肌缺血。

病例相关知识及解析

冠心病是指由于冠状动脉结构（狭窄、阻塞、发育异常等）或功能异常（痉挛）导致心脏的血流灌注减少而不能支持心脏正常工作的疾病，持续而严重的心肌缺血将导致不可逆的心肌坏死（心肌梗死），甚至可致猝死。及时准确地诊断冠心病心肌缺血对指导临床干预及改善预后尤为重要。

诊断冠心病无创伤性检查方法有很多，较为常见的是心电图、超声心动图、心血管磁共振成像及

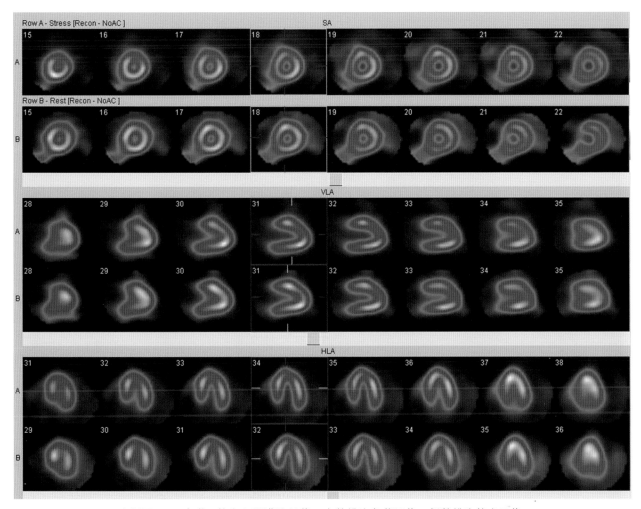

病例图 1-2 负荷 / 静息心肌灌注显像：奇数排为负荷显像，偶数排为静息显像。

心肌灌注显像，对冠心病的筛选确实起到了重要的作用。由于心电图的定位难以精确且对冠心病诊断的敏感性及特异性均不够高，所以心电图在临床上的应用受到了一定程度的制约。超声心动图可以观察心腔大小、室壁运动以及功能测定，对瓣膜病变、心肌病变诊断价值较大，但对冠心病的诊断特异性却较差。心血管磁共振成像具有优越的软组织对比，对评估心腔肿块、脂肪浸润、组织变性、囊肿与积液均有利，尚可定量测定血流量及血流速度，对夹层动脉瘤、室壁瘤、主动脉缩窄有较大诊断价值。目前，诊断冠心病的"金标准"是冠状动脉造影，它可以直观显示冠状动脉的形态学病变，可以说冠状动脉造影是冠心病诊断的形态学标准。但它是一种有创性检查，且只可以显示大血管及其主要分支的变化，对于一些微血管病变则显示相对较差，所以在临床应用上受到一定的限制。

　　核素心肌灌注显像可以显示心肌的早期血流灌注及功能参数变化以准确预测心脏的突发事件[1]。它是一种无创的筛选检查方法，可为临床提供心肌缺血的部位、范围及程度，更是在评价患者预后、预测患者危险因子等方面有其独特的价值，可以说核素心肌灌注显像在诊断冠心病的功能性方面为标准检查方法[2]。同样可以协助临床医生及患者决定是否进行冠状动脉血运重建术。它主要是冠状动脉狭窄的病理生理评估，而不是解剖形态学的检查。与超声心动图、冠状动脉造影等影像学检查相比较，在诊断心肌梗死合并心肌缺血方面的敏感性及特异性均有明显的优势[3]。核素显像心肌缺血的特征性表现为负荷心肌灌注显像上呈节段分布的显像剂减低区，而静息心肌灌注显像示上述减低区显像剂充填。

　　本例患者为冠状动脉造影显示左前降支近 90% 狭窄，而心肌灌注显像显示只有左心室前壁心尖段轻度心肌缺血，冠状动脉造影与核素显像所表现出的严重程度不一致。大部分临床病例的冠状动脉造影与核素心肌灌注显像表现是一致的（病例图 1-3 和病例图 1-4）。冠状动脉造影与心肌灌注显像是从两个

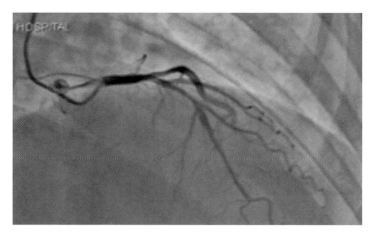

病例图 1-3　冠状动脉造影示前降支狭窄约 70%。

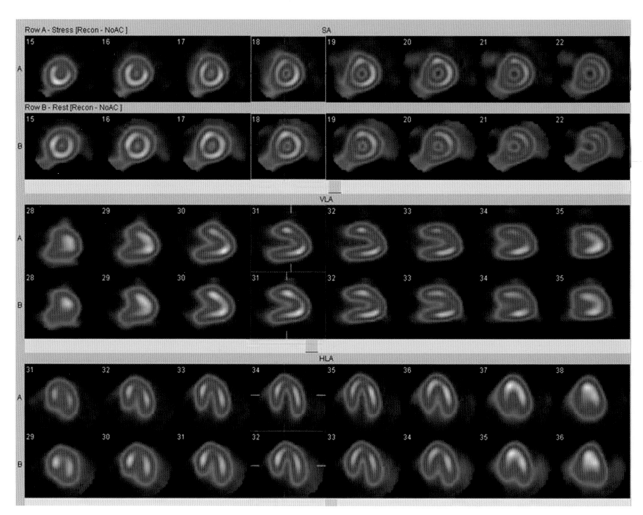

病例图 1-4　上述冠状动脉造影患者的心肌灌注显像图像示：负荷显像（A 排）中左心室前壁心尖段显像剂摄取减低；静息显像（B 排）见显像剂填充，提示前壁心尖段心肌轻度心肌缺血。

不同的侧面反映冠心病患者的情况，前者主要显示冠状动脉的形态学变化，如冠状动脉及其主要分支是否存在狭窄，以及狭窄的部位与程度，是否存在侧支循环等，但冠状动脉造影只反映了冠状动脉形态学的一面，至于冠状动脉狭窄所致的后果，心肌缺血的部位与范围，心脏功能状态等就需要采用其他技术来解决。心肌灌注显像已被公认为显示心肌缺血的无创性可靠方法，"狭窄"与"缺血"可以一致，也可以不一致，这样就可以解释本例患者冠状动脉造影与心肌灌注显像表现不一致的原因。患者的冠状动脉狭窄的程度较重，但血管狭窄部位偏远，或有明显的侧支循环形成，可以出现心肌正常或心肌轻度缺血。

参考文献

［1］Sobic-Saranovic DP，Bojic L，Petrasinovic Z，et al. Diagnostic and prognostic value of gated SPECT MIBI early post-stress imaging in patients with intermediate duke tread mill score［J］，Clin Nucl Med，2013，38（10）：784-789.

［2］PORT S C. 2014 ESC/ESA guidelines on noncardiac surgery：Cardiovascular assessment and management：Are the differences clinically relevant？ The USA perspective［J］. Journal of Nuclear Cardiology，2017，24（1）：171-173.

［3］Minamimoto R，Morooka M，Miyata Y，et al. Incidental focal FDG uptake in heart is a lighthouse for considering cardiac screening［J］. Ann Nucl Med，2013，27（6）：572-580.

（周伟娜）

病例 2　冠心病心肌缺血 PCI 前后心肌灌注显像对比

病史及检查目的

患者男性，50 岁。反复胸闷胸痛 5 年，再发 1 个月。5 年前冠状动脉造影提示左前降支中段狭窄 30%～40%，远段狭窄 80%；回旋支发出第二钝缘支处狭窄 95% 伴斑块不稳定征象，右冠状动脉中段完全闭塞，局部桥血管形成，前降支提供侧支；予回旋支植入支架。1 个月前再发胸闷胸痛。冠状动脉 CTA：左回旋支支架植入术后，支架通畅；前降支中远段狭窄 60%～70%；右冠状动脉中远段闭塞。超声心动图：左心室下壁及下侧壁收缩活动减弱；双心房增大；室间隔基底段稍增厚。为进一步评估冠状动脉病变心肌缺血范围行 ^{99m}Tc-MIBI 心肌灌注静息及 ATP 负荷显像（病例图 2-1）。

术前 ^{99m}Tc-MIBI 心肌灌注静息及 ATP 负荷显像检查

影像所见：左心室各层面显像清晰，心腔未见明显扩大；负荷态下左心室各壁显像剂分布不均匀，左心室心尖部、前壁中部、下壁中部及基底部见显像剂分布稀疏，静息态下以上诸节段显像剂部分填充；余左心室各壁未见明显显像剂分布稀疏缺损区。静息态下左心室 EF 值为 58%。经计算机处理静息态及负荷态动态采集冠状动脉血流储备（coronary flow reserve，CFR）信息，结果显示冠状动脉总血流储备为 1.90，前降支、回旋支及右冠状动脉血流储备分别为 1.95、2.03 和 1.67。

检查意见：左心室心尖部、前壁中部、下壁中部及基底部心肌缺血；左心室 EF 值属于正常范围；前降支及右冠状动脉血流储备减低。

临床治疗经过

该患者随后行冠状动脉造影检查，提示左主干未见明显狭窄；前降支近中段管壁不规则，狭窄 30%～40%，中远段狭窄 80%；左回旋支原植入支架在位通畅，未见明显内膜增生及管腔再狭窄，左冠状动脉提供侧支供应右冠状动脉中远段；右冠状动脉近段起完全闭塞。随后对该患者施行了前降支及右冠状动脉支架植入术。为评估 PCI 效果，于术后第二天再次行 ^{99m}Tc-MIBI 心肌灌注静息及 ATP 负荷显像。

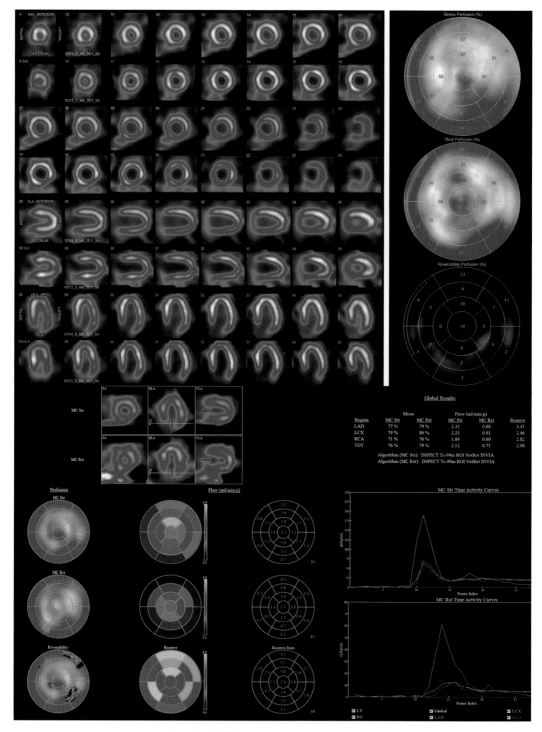

病例图 2-1　介入治疗前 ^{99m}Tc-MIBI 心肌灌注静息及 ATP 负荷显像。

术后 ^{99m}Tc-MIBI 心肌灌注静息及 ATP 负荷显像检查

影像所见（病例图 2-2）：左心室各层面显像清晰，心腔未见明显扩大；负荷态下左心室各壁显像剂分布不均匀，左心室心尖部、前壁中部、下壁中部及基底部见显像剂分布稀疏，静息态下以上诸节段显像剂部分填充，与术前比较范围缩小；余左心室各壁未见明显显像剂分布稀疏缺损区。静息态下左心室 EF 值为 53%。经计算机处理静息态及负荷态动态采集冠状动脉血流储备信息，结果显示冠状动脉总血流储备为 2.96，前降支、回旋支及右冠状动脉血流储备分别为 3.43、2.46 和 2.82。

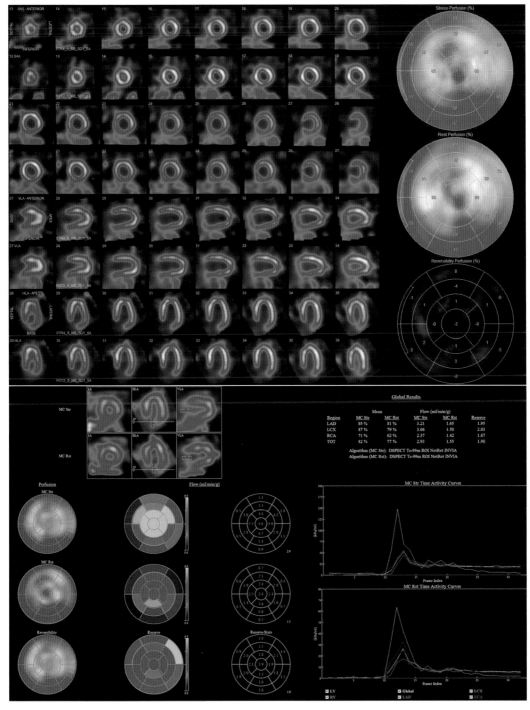

病例图 2-2　介入治疗后 ^{99m}Tc-MIBI 心肌灌注静息及 ATP 负荷显像。

　　检查意见：与术前比较，左心室心尖部、前壁中部、下壁中部及基底部心肌缺血范围较前缩小；左心室 EF 值属于正常范围；前降支及右冠状动脉血流储备较术前改善，至正常范围。

病例相关知识及解析

　　多年来的大量临床研究证实了核素心肌显像在缺血性心脏病患者危险度分层和治疗决策中的价值，它是预测心脏事件发生率的独立预测因子，且不受其他相关因素影响。而基于心肌显像定量分析的结果，为危险度分层提供了较为客观、可重复性好的分析数据[1]。

在心脏介入治疗前行心肌灌注显像，有利于术后进行对照，以评价 PCI 术后心肌缺血的改善程度。PCI 术后血管再通或狭窄改善，只能反映解剖结构上的变化，不能反映功能的改善，因此对预后的提示价值有限。心肌灌注显像可以在细胞水平上反映心肌功能的改善情况，了解冠状动脉狭窄造成的局部心肌缺血的后果，同时结合 CFR 又可以反映微循环的改善情况，PCI 术前行心肌灌注显像，可以评估冠状动脉病变的程度、心肌缺血的范围，术后行心肌灌注显像可以进行疗效评估以及预后评价。

理想的 PCI 疗效不仅是冠状动脉解剖学的改善，更重要的是功能的改善、生活质量的提高。如果患者心肌血流灌注未得到改善，患者就无法从中获益[2]。稳定性冠心病 PCI 术后即刻或者早期的心肌灌注显像疗效评价中，由于种种原因，如介入治疗的时机、顿抑或冬眠心肌功能恢复正常功能需要数小时至数月不等，以及发生支架内再狭窄等原因，和术前比较心肌灌注显像中心肌缺血改善程度不甚明显[3]，但反映心肌微循环的指标 CFR 即刻会有一定的改善。研究显示，在术前冠状动脉狭窄，CFR < 2.0 的患者中，冠状动脉支架植入后，CFR 会很快恢复正常；但也有部分患者经过约半年的时间，CFR 逐渐恢复至正常水平，这部分患者可能存在 PCI 诱导的微血管顿抑和一过性反应性充血，导致 CFR 恢复缓慢[4]。

在本例患者中，术前核素心肌灌注显像提示左心室心肌心尖部、前壁中部、下壁中部及基底部的心肌缺血，即心肌缺血节段主要分布于前降支及右冠状动脉支配区域，定量分析结果提示左心室 EF 值尚属于正常范围，动态分析 CFR 结果亦提示前降支及右冠状动脉血流储备减低，结合患者在临床上存在胸闷胸痛的症状，因此下一步的治疗决策即为血运重建。该患者术后第二天核素心肌显像提示心肌缺血范围较前有所缩小，但改善程度不甚明显，但更为重要的是前降支和右冠状动脉的血流储备明显上升，至正常范围，提示微循环灌注的改善及功能的改善。

参考文献

[1] Klocke FJ, Baird MG, Lorell BH, et al. ACC/AHA/ASNC guidelines for the clinical use of cardiac radionuclide imaging—executive summary: a report of the American College of Cardiology/American Heart Association Task Force on Practice Guidelines (ACC/AHA/ASNC Committee to Revise the 1995 Guidelines for the Clinical Use of Cardiac Radionuclide Imaging). Circulation, 2003, 108 (11): 1404-1418.

[2] 孙志军，盖鲁粤，田嘉禾，等. 运动-静息 ^{99m}Tc-MIBI 心肌灌注显像对 PCI 的指导价值研究. 解放军医学杂志，2008, 33 (5): 614-616.

[3] 张建国，王雪梅，韦丽虹，等. ^{99m}Tc-MIBI 心肌灌注显像在 PCI 术前及术后的应用价值. 中华老年多器官疾病杂志，2016, 15 (11): 805-809.

[4] Matsuda J, Murai T, Kanaji Y, et al. Prevalence and clinical significance of discordant changes in fractional and coronary flow reserve after elective percutaneous coronary intervention. J Am Heart Assoc, 2016, 5 (12): e004400.

（张洁）

病例 3　冠状动脉多支病变 PET/CT 血流储备测定及显像

病史及检查目的

患者女性，65 岁。冠心病，支架植入术后。患者 1 年前因"胸闷、憋气半年"入院，当时冠状动脉血管造影（CAG）检查显示冠状动脉双支病变，左前降支（LAD）轻度狭窄，左回旋支（LCX）重度狭窄，于 LCX 植入支架一枚（病例图 3-1）。支架植入术后 3 个月，患者再发胸痛 7 天入院，再次行冠状动脉造影再次提示冠状动脉双支病变，累及左 LAD、LCX，其中 LCX 支架内慢性闭塞。LAD 轻度狭窄未治疗，LCX 行经皮冠状动脉腔内成形术（PTCA）（病例图 3-2）。现支架植入术后 1 年，患者

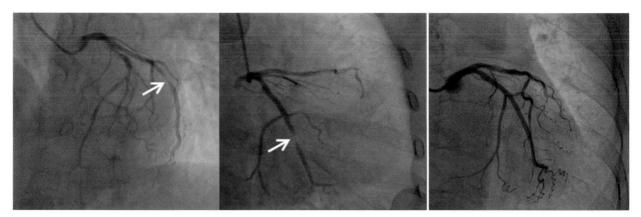

病例图 3-1　患者 1 年前 CAG 示 LCX 重度狭窄（箭头所指），左图为支架植入后。

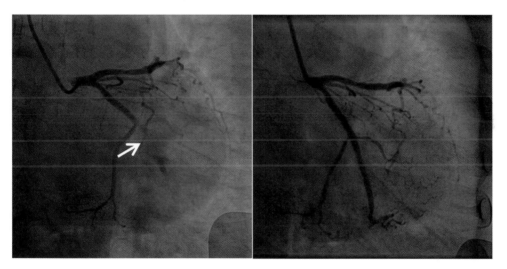

病例图 3-2　患者 9 个月前再次行 PTCA 手术。左图为术前（箭头示 LCX 支架闭塞处），右图为 PTCA 术后。

无明显不适症状，但近日门诊复查冠状动脉 CT（CCTA）示 LCX 近端重度狭窄，LAD 轻度狭窄（病例图 3-3）。为进一步诊断收治入院。既往高血压病史 5 年，最高血压 170/100 mmHg，服用降压药，平时控制在 140/80 mmHg；无糖尿病、高脂血症病史；不吸烟、不饮酒；无家族史。患者身高 150 cm，体重 62 kg。入院心电图、超声心动图正常。为进一步明确心肌缺血及冠状动脉血流储备（coronary flow reserve，CFR）情况，行三磷酸腺苷药物负荷＋静息 ^{13}N-NH$_3$·H$_2$O PET/CT 显像，结果见病例图 3-4 至病例图 3-6。本次住院 CAG 见病例图 3-7。

PET/CT 检查

　　方法及影像所见：启动采集 PET/CT 5 s 后静息条件下注射正电子心肌血流显像剂 ^{13}N-NH$_3$·H$_2$O 370 MBq，先行动态图像采集 10 min；然后采集门控断层图像 8 min，完成静息显像。间隔 40 min 后，采用三磷酸腺苷（ATP）负荷，负荷高峰注射 ^{13}N-NH$_3$·H$_2$O 370 MBq，采集条件同静息显像。ATP 负荷 / 静息断层显像见左心室侧壁显像剂分布大面积缺损（约占左心室面积的 21%），静息显像基本填充（可逆性缺损占左心室面积 20%，固定性缺损占左心室面积 1%）；负荷及静息显像 LVEF 均在正常范围，左心室室壁运动正常。PET/CT CFR 定量分析结果：LAD － CFR ＝ 1.56［负荷心肌血流量 1.38 ml/（g·min），静息心肌血流量 0.87 ml/（g·min）］，LCX － CFR ＝ 1.02［负荷心肌血流量 0.89 ml/（g·min），静息心肌血流量 0.86 ml/（g·min）］，RCA － CFR ＝ 0.98［负荷心肌血流量 0.90 ml/（g·min），静息

病例图 **3-3** 患者近日 CCTA 图像，左图示 LAD，中图示 LCX，右图示 RCA。

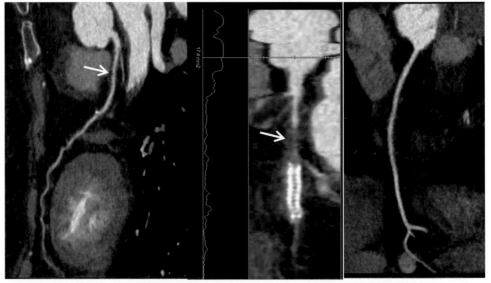

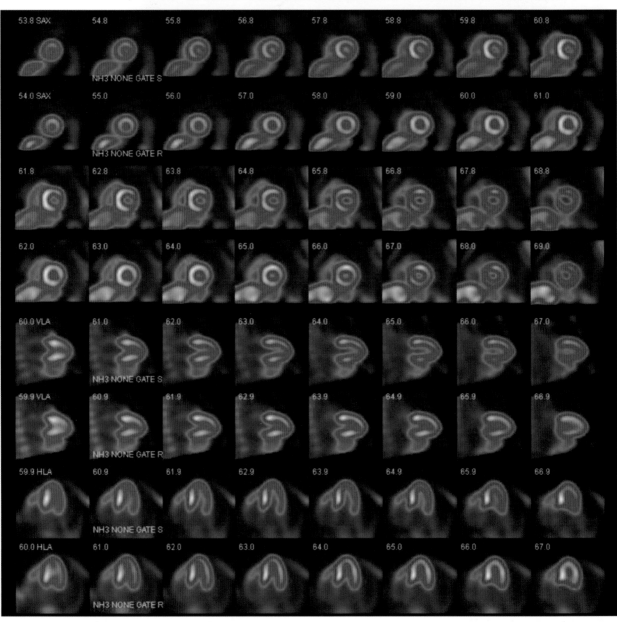

病例图 **3-4** 本次入院后 PET/CT 心肌灌注断层图像。奇数排为药物负荷断层图像，偶数排为静息断层图像。

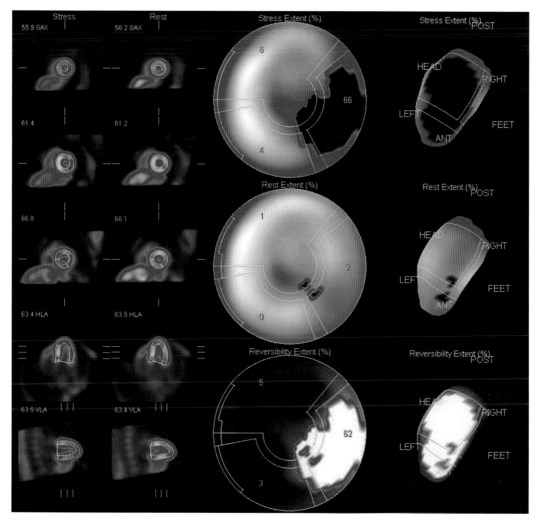

病例图 3-5 PET/CT 心肌灌注靶心图。中间为靶心图，上图为负荷显像变黑靶心图，中图为静息显像变黑靶心图，黑色区域为灌注异常区；下图白色区域为可逆性位置和范围。

心肌血流量 0.91 ml/（g·min）], LV － CFR ＝ 1.25 [负荷心肌血流量 1.11 ml/（g·min），静息心肌血流量 0.88 ml/（g·min）]；左心室冠状动脉三支灌注区域及整体血流储备均不同程度明显减低。

检查意见：冠状动脉左前降支、左回旋支及右冠状动脉灌注区域 CFR 值均不同程度明显减低，以左回旋支、右冠状动脉区域为著；左心室壁整体区域 CFR 值明显减低；左心室射血分数处于正常范围；断层图像显示左心室侧壁较大范围可逆性心肌缺血改变（约占左心室壁面积 20%，常规属于 LCX 灌注区），ATP 负荷心电图侧壁 V_4、V_5 导联 ST 段明显压低呈阳性。影像结果提示：左心室侧壁较大面积心肌缺血（罪犯血管提示为 LCX），冠心病危险分层为高危，同时左心室壁弥漫性冠状动脉血流储备减低，应注意冠状动脉多支血管病变。

病例相关知识及解析

冠状动脉硬化性心脏病（冠心病）是威胁现代人类生命健康的头号杀手，具有较高的发病率和死亡率。近些年，冠心病在我国的发病率迅速增高，是中国居民死因构成中上升最快的疾病。冠心病是冠状动脉（简称冠脉）发生严重粥样硬化或痉挛，使冠脉狭窄或阻塞，以及血栓形成造成管腔闭塞，以及微血管功能障碍所导致心肌缺血缺氧或梗死的一类心脏病，也称缺血性心脏病。因此，全面认识冠心病要从冠状动脉解剖及其功能两方面改变入手，而且对冠心病应用无创性影像手段从冠脉解剖和心肌血流改

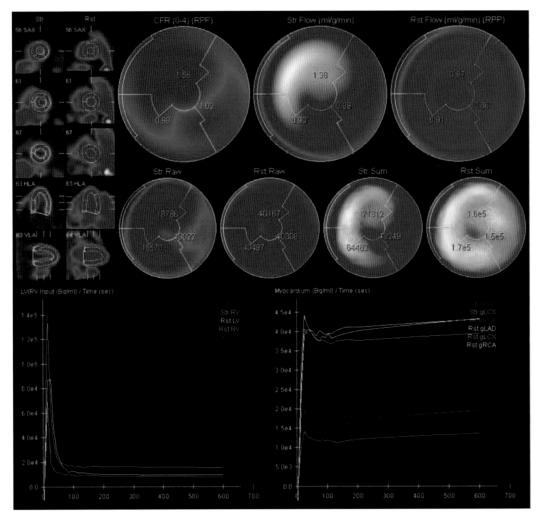

病例图 3-6 PET/CT 心肌灌注定量参数靶心图。上排靶心图从左至右为 CFR 参数靶心图、负荷血流参数靶心图和静息血流参数靶心图。

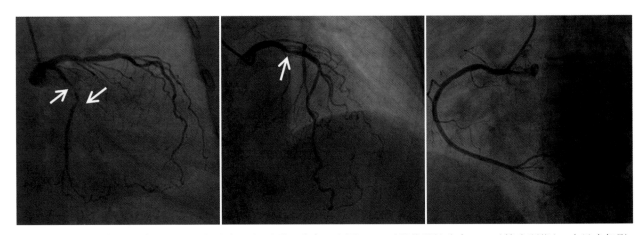

病例图 3-7 患者本次住院 CAG。左主干（LM）无明显狭窄，左图 LCX 近段节段性狭窄 99%（箭头所指），内见支架影，支架近端 100% 闭塞（箭头所指），中图 LAD 近段狭窄 80%～90%（箭头所指）；右图右冠状动脉（RCA）无明显狭窄。RCA-LCX 有明显侧支形成。

变进行早期诊断、危险度分层和治疗或预后评价也是国内外医学界研究的重点和热点。目前，CAG 虽然是诊断冠脉狭窄的"金标准"，但并不是诊断心肌缺血的"金标准"，此外 CAG 不能确定冠脉管壁斑块的性质及其确切范围，也不能直观提供冠脉相应的心肌血流灌注情况。由此可见，虽然 CAG 兼具诊断和后续介入治疗的功能，但仍然是不完美的，国内外相关指南[1-2]均强调稳定型心绞痛患者有明确大面积心肌缺血证据时才能从再血管化治疗中获得最大收益，而对于轻度、小面积缺血者强化药物治疗是首选，再血管化治疗对此类患者无额外增加的价值。因此，应用无创性影像技术同时对冠脉解剖和功能进行诊断和评价，为冠心病患者实施 CAG 及冠脉有创性治疗决策事先提供客观的诊断依据和预后评价，以使冠心病患者获得最佳的治疗方案，避免不必要的有创性诊断或治疗，节省医疗资源，具有重要的实践指导意义和临床价值[3]。SPECT 或 PET/CT 心肌灌注显像（myocardial perfusion imaging，MPI）是国际公认的、可靠的冠心病诊断、危险度分层和预后或疗效评价的无创性影像手段，并且部分 SPECT 设备和 PET/CT 还能定量测定 CFR，增加了额外的诊断信息和价值。

本例患者既往冠心病诊断明确，LCX 狭窄严重，虽经支架治疗后得到一段时间缓解，但是疾病进程并没有停止，呈恶化状态。虽然 CCTA 发现了狭窄病变，但是与 CAG 相比明显低估了狭窄程度，尤其对于 LAD 近端严重狭窄性病变严重低估。PET/CT 血流储备定量分析表明缺血最严重的区域为侧壁，属于大面积可逆性心肌缺血，即心脏负荷增加时会诱发明显缺血，而静息状态下能基本维持静息心肌供给，这说明虽然 LCX 支架前端闭塞，但是有一定的侧支循环（CAG 也证实有来自 RCA 的侧支），但是侧支循环不能够担负起负荷状态下的侧壁供血。LAD-CFR 的减低也同时证明 LAD 80% ～ 90% 狭窄的病理生理学意义；对于 RCA 而言虽无明显狭窄，但是 RCA-CFR 减低（CFR < 1.0）也证实了负荷状态下侧壁心肌从 RCA "盗血"，从无创性影像病理生理评估角度证实了过去概念上的 "盗血现象（steal phenomenon）"。所以，PET/CT 心肌血流储备可以对冠脉狭窄及侧支功能做出很好的病理生理学意义上的评估，同时，检查结果表明，由于左心室整体及三支区域血流储备均明显减低，侧壁心肌缺血最重，为血运重建术及预后评估提供科学、直观且客观的指导和评价。

参考文献

［1］中华医学会心血管病学分会介入心脏病学组，中华医学会心血管病学分会动脉粥样硬化与冠心病学组，中国医师协会心血管内科医师分会血栓防止专业委员会，中华心血管病杂志编辑委员会.稳定性冠心病诊断与治疗指南.中华心血管病杂志，2018，46（9）：680-694.

［2］William Wijns，Philippe Kolh，Nicolas Danchin，et al. Guidelines on myocardial revascularization. The Task Force on myocardial revascularization of the European Society of Cardiology（ESC）and European Association for Cardio-Thoracic Surgery（EACTS）. European Heart Journal，2018，00：1-96.

［3］Gaemperli O，Schepis T，Valenta I，et al. Functionally relevant coronary artery disease：comparison of 64-section CT angiography with myocardial perfusion SPECT. Radiology，2008，248（2）：414-423.

（李剑明）

病例 4　D-SPECT 冠状动脉血流储备测定帮助诊断三支冠状动脉狭窄导致心肌缺血

病史及检查目的

患者男性，47 岁。反复胸闷胸痛 3 个月，再发半月。3 个月前自觉爬楼梯后胸闷胸痛。半月前再次发生胸痛，持续 1 h，伴冷汗。当时查肌钙蛋白 T 8.2 μg/L；心电图提示窦性心律，Ⅱ、Ⅲ、aVF、V_1 ～ V_3 导联见异常 Q 波。考虑心肌梗死，予抗血小板、抗凝、调脂、稳定斑块等治疗。近期超声心动图示左心房内径增大；左心室内径正常；左心室下壁及下侧壁收缩活动减弱；中度二尖瓣反流；LVEF

值 42%；轻度肺动脉高压。冠脉造影结果：左主干未见狭窄；左前降支近段至中段管壁不规则，最严重狭窄 90%，远段未见明显狭窄；第一对角支开口及近段狭窄约 80%；左回旋支中段狭窄约 50%，远段发出第二钝缘支后次全闭塞，细小第一钝缘支开口狭窄 90%，第二钝缘支开口狭窄 90%；粗大右冠脉近段狭窄 20% ~ 30%，中段狭窄 90%，远段狭窄 30% ~ 40%；后降支中远段狭窄 80%。为评估心肌血流灌注及冠脉血流储备行 ^{99m}Tc-MIBI 静息及 ATP 负荷显像（病例图 4-1）。

^{99m}Tc-MIBI 心肌灌注静息及 ATP 负荷显像

影像所见：左心室各层面显像清晰，心腔扩大；负荷态下左心室各壁显像剂分布不均匀，左心室心

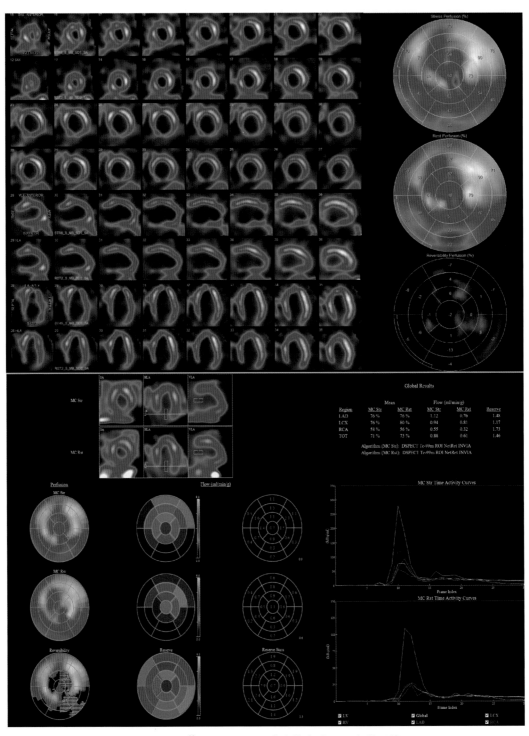

病例图 4-1　^{99m}Tc-MIBI 心肌灌注静息及 ATP 负荷显像。

尖部、广泛下壁、前壁心尖部及中部、间隔心尖部、下间隔中部及基底部、下侧壁见显像剂分布稀疏缺损区，静息态下以上诸节段显像剂部分填充；余左心室各壁未见明显显像剂分布稀疏缺损区。负荷态及静息态下左心室 EF 值分别为 37% 和 35%。经计算机处理静息态及负荷态动态采集冠脉血流储备信息，结果显示冠脉总血流储备为 1.46，前降支、回旋支及右冠脉血流储备分别为 1.48、1.17 和 1.73。

检查意见：左心室心腔扩大；多节段心肌缺血，建议行 ^{18}F-FDG PET/CT 显像评估心肌活力；左心室收缩功能减低；冠脉三支血流储备减低。

病例相关知识及解析

冠脉造影是公认的诊断冠心病、判断冠状动脉狭窄程度的"金标准"，临床上往往以冠脉造影结果来决定稳定性冠心病治疗方案的选择，而研究显示冠状动脉血运重建术并不能显著降低稳定性冠心病患者的心脏事件，对于没有或仅有轻微心肌缺血患者很可能加重心肌缺血[1]。因此，心肌缺血才是稳定性冠心病治疗方案选择的关键因素。以心肌缺血引导的 PCI 手术要优于以冠脉造影引导的 PCI[2]。传统的 SPECT 心肌灌注显像对于冠状动脉均衡性三支病变常常呈假阴性的表现。而 D-SPECT 作为心脏专用的 SPECT，由于其采用了最先进的全数字、碲锌镉（CZT）固态探测器，明显提高了时间分辨率、空间分辨率和敏感性，同时结合专利的 BroadViewTM 智能靶向追踪技术，可以进行心脏动态采集，并可通过心脏专用处理测得冠脉血流储备，克服传统的 SPECT 的不足，通过测定冠状动脉血流储备（coronary flow reserve，CFR）帮助诊断心肌缺血。

CFR 表示在需求增加时冠脉血流增加的能力，能够反映冠脉循环潜在的储备能力以及心肌微循环灌注情况，研究显示 CFR 是心肌缺血的显著预测因子[3]。目前公认的是 CFR > 2.0 为正常，CFR ≤ 2.0 为异常，提示心肌血流储备能力减低。也有研究显示 CFR 不仅是急性心肌梗死后左心室重构的独立预测因子，还是冠心病和非冠心病性心力衰竭患者死亡率的有效预测因子[4-5]。SPECT 心肌灌注显像是目前检测心肌缺血的有效方法，既能反映大、中冠脉及其主要分支狭窄产生的心肌缺血，也能反映微小冠脉病变所产生的心肌缺血，结合 CFR，还能提示心肌缺血症状出现前就已存在的冠脉微循环障碍，为临床及早诊断、及早干预提供有价值的信息。

本例患者三支冠脉供血区域均存在心肌缺血，CFR 亦提示三支冠脉的血流储备减低，结合患者存在相关临床症状，因此临床存在血运重建治疗的指征。为改善临床症状及预后，该患者行 PCI 治疗。

参考文献

［1］Hachamovitch R，Rozanski A，Shaw LJ，et al. Impact of ischemia and scar on the therapeutic benefit derived from myocardial revascularization vs. medical therapy among patients undergoing stress-rest myocardial perfusion scintigraphy. Eur Heart J，2011，32（8）：1012-1024.

［2］Iwasaki K. Myocardial ischemia is a key factor in the management of stable coronary artery disease. World J Cardiol，2014，6（4）：130-139.

［3］Kim J，Bravo PE，Gholamrezanezhad A，et al. Coronary artery and thoracic aorta calcification is inversely related to coronary flow reserve as measured by 82Rb PET/CT in intermediate risk patients. J Nucl Cardiol，2013，20（3）：375-384.

［4］Meimoun P，Boulanger J，Luycx-Bore A，et al. Non-invasive coronary flow reserve after successful primary angioplasty for acute anterior myocardial infarction is an independent predictor of left ventricular adverse remodeling. Eur J Echocardiogr，2010，11（8）：711-718.

［5］Mc Ardle B，Ziadi MC，Ruddy TD，et al. Nuclear perfusion imaging for functional evaluation of patients with known or suspected coronary artery disease：the future is now. Future Cardiol，2012，8（4）：603-622.

（张洁）

病史及检查目的

患者男性，34 岁。6 年前因发作性上腹部不适，在外院诊为"急性前间壁心肌梗死"，未行冠脉支架植入，给予单硝酸异山梨酯（欣康）、美托洛尔、他汀类等药物治疗。1 年前上述症状反复出现，含硝酸甘油 5 min 可缓解。近 1 月每天发作 5 ～ 6 次，含硝酸甘油不缓解。查体：BP 110/58 mmHg，HR 60 次 / 分，律齐，A2 ＞ P2，心尖部闻及 Ⅱ 级收缩期杂音。心电图：窦性心律，电轴左偏，Ⅱ、Ⅲ、aVF 导联 ST 段压低 0.1 mV，V_1 ～ V_3 导联呈 QS 型，V_4 ～ V_6 导联 T 波倒置。X 线：左肺尖少许陈旧病变，主动脉结增宽，肺动脉段平缓，心胸比例 0.52。超声心动图：左心室内径增大，节段性（下壁、后壁及侧壁）室壁运动降低，左心室后侧壁室壁瘤形成，左心室后侧壁附壁血栓形成。左心室射血分数降低，EF ＝ 48%，二尖瓣少量反流。左心室造影：左心室室腔收缩、舒张期局限性囊袋状膨突，内壁光滑运动消失或矛盾运动，造影剂排空迟缓。冠脉造影：RCA 中段局限性 90% 狭窄，余侧支局限 70% 狭窄，LCX 于左心房支发出后弥漫性狭窄 50% ～ 60%，第二边缘支起始处 100% 狭窄。为进一步评估心肌血流灌注情况行静息心肌核素显像（病例图 5-1）。

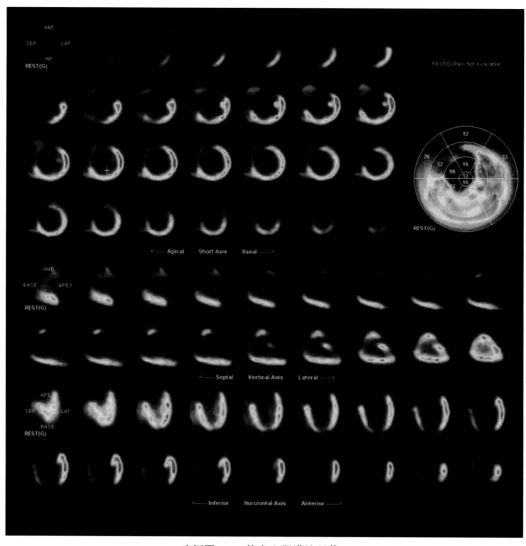

病例图 5-1 静息心肌灌注显像。

静息心肌血流灌注显像

方法及影像所见：平静休息状态下静脉注射 ⁹⁹ᵐTc-MIBI，约 1.5 h 后行常规仰卧位静息态心肌灌注 SPECT 显像。左心室显影清晰，左心室室腔扩大，左心室前壁基底段、前壁心尖段、心尖部及前间隔心尖段显像剂摄取明显减低-缺损，在水平长轴呈"倒八字"形。心动周期系列影像显示：左心室各室壁运动幅度明显减低，心尖部可见"反向运动"，LVEF = 43%。

检查意见：左心室室腔扩大，左心室多室壁节段性血流灌注减低，考虑左心室心肌梗死伴室壁瘤形成。

病例相关知识及解析

室壁瘤形成是急性心肌梗死较严重的并发症之一。因其临床表现多种多样，缺乏特异性，极易漏诊，但事实上室壁瘤可导致心力衰竭、心脏压塞、心脏破裂甚至心源性休克而猝死，因此，早诊断对患者的治疗及预后有着重要的意义。室壁瘤根据其形成机制的不同大体可分为两种类型，即真性室壁瘤和假性室壁瘤。真性室壁瘤常见于冠状动脉粥样硬化性心脏病患者发生大面积心肌梗死后，心肌梗死区域的心肌被纤维瘢痕组织所取代而变薄，受心室内压的作用，正常心肌收缩时该薄层区域丧失活动能力反而呈反向运动而向外膨出形成室壁瘤，它常常累及心肌全层。假性室壁瘤多见于外伤或心肌坏死形成穿孔，使心室壁失去完整性但又未立即造成心脏破裂，伤口由纤维组织形成瘤样膨出，与左心室之间有蒂状物相连。假性室壁瘤一般较薄，很容易破裂导致患者猝死，一经诊断，应尽早手术。在静息心肌灌注显像中假性室壁瘤表现为左心室破口处有局限性显像剂的缺损，但与真性室壁瘤表现不同的是，无心肌节段性大片缺损区，有时由于较大的瘤体对心肌组织的衰减，导致心肌局部显像剂稀疏或缺损。

本例患者左心室前壁基底段、前壁心尖段、心尖段及前间隔心尖段显像剂摄取缺损，呈"倒八字"形，结合局部室壁运动呈反向，考虑左心室心尖段室壁瘤。该患者同期平衡法心血池显像（病例图 5-2）示，于左心室邻近部位有一个无收缩功能的显像剂浓聚的腔影，通过一蒂状通道（心室破门）与左心室相通，形成"瓶颈"征象，在整个心动周期中，瘤体部位显像剂摄取持续存在，无矛盾运动。左右心室功能大多正常，位相图上也无明显异常。

目前诊断左心室室壁瘤较常用的检查方法是实时三维超声心动图，三维成像技术可动态显示各瓣膜的运动情况，为临床提供心室容积、射血分数等多方面信息，但对于心室变形的患者应用受到限制[1]。多层螺旋 CT 具有扫描速度快、空间分辨率高等优点，现已逐步应用于临床诊断室壁瘤，它可以清晰地显示室壁瘤的位置、大小及形态，还可显示瘤腔内的附壁血栓。但其在心律失常及心率过快的患者中应用受到了一定的限制[2]。心肌血流灌注显像是一种无创性检查，它较少受解剖重叠的影响，灵敏度高，特异性强，特别是相位分析的应用，明显提高了诊断的准确性。核素心室造影依据心室的放射性计数量的变化获得心功能参数，心动电影可以多体位观察左心室各壁的节段性运动状态。在心肌灌注显像的静息图上，室壁瘤的瘤体部位呈大片状显像剂摄取缺损，且缺损范围与瘤体基底部大小保持一致。室壁瘤位于心尖部时，在心肌显像的水平长轴上常表现为"倒八字"形。半定量分析时左心室整体功能减低，其减低程度取决于瘤体占左心室的比例。在心动周期系列影像中，室壁瘤的特征性表现为局部室壁运动异常，即局部反向运动。据既往研究报道，相位分析获得的带宽（band width，BW）和相位标准差（SD）是两个重要参数，正常人左心室心肌收缩同步，左心室相位直方图分布均匀，相位直方图为一个窄而尖的峰，两侧协调对称，BW 即相位直方图带宽，代表 95% 的相位分布，SD 即相位角度分布的标准差，BW 越窄、SD 越小，说明整体收缩同步性越好。在心血池图像上，相位直方图上在心室峰与心房峰之间出现较宽的"室壁瘤附加峰"，BW 增宽 > 135°，瘤体的相位色阶与心房相似，振幅图上有反向搏动影（病例图 5-3）。相位分析技术可以相对准确测定左心室机械收缩同步性，同步性越差则该患者发生恶性心脏事件的风险越高。相位分析技术参数在评估室壁瘤患者长期预后、危险分层中具有重要临床价值[3]。

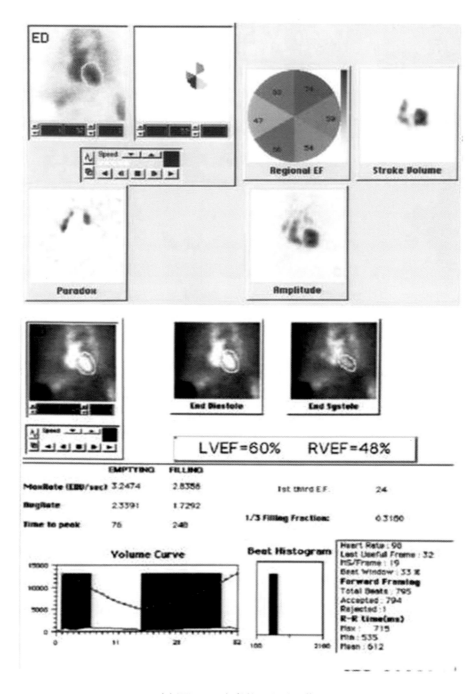

病例图 5-2　患者的心血池显像。

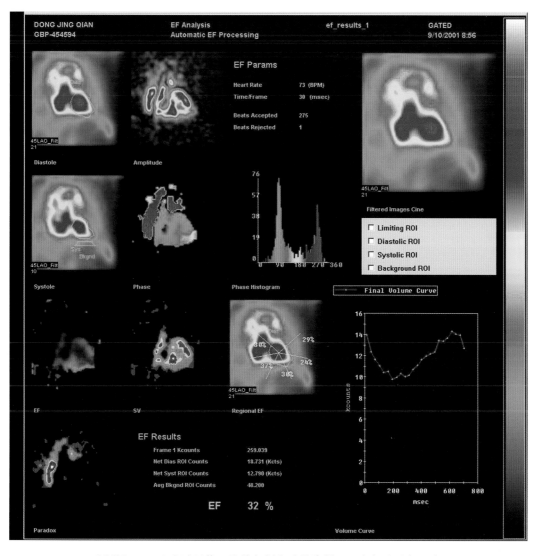

病例图 5-3　心血池显像：收缩与舒张功能降低；心尖部呈反向运动。

参考文献

[1] 刘蓉，邓又斌，刘冰冰，等．实时三平面超声心动图测量左室室壁瘤的左室容积的实验研究．临床超声医学杂志，2007，9（11）：644-647．

[2] 杨月娥，毕纯龙，雍敏，等．256 层螺旋 CT 在心脏室壁瘤中的诊断价值．海南医学，2014，9：1308-1309．

[3] 赵敏，卢霞，田毅，等．门控 SPECT 心肌灌注显像相位分析评估左心室收缩同步性对室壁瘤患者长期预后的临床价值．心肺血管病杂志，2018，02：140-145．

（周伟娜）

病史及检查目的

　　患者女性，86 岁，因反复性胸闷胸痛 3 月余，加重 1 天就诊。3 个月前自觉爬楼梯后胸闷胸痛。半月前再次发生胸痛，持续 1 h，伴冷汗。1 天前有心绞痛发作。实验室检查示心肌酶及肌钙蛋白均阴性；心电图及超声心动图检查均未见明显异常；冠脉造影示：右优势型，LAD 近端 70% 狭窄；LCX 中段 40% 局限狭窄。为进一步了解有无心肌缺血，患者分别进行了静息 ^{99m}Tc-MIBI 心肌灌注显像及空腹 / 糖负荷状态下 ^{18}F-FDG 心肌代谢显像（病例图 6-1 和病例图 6-2）。

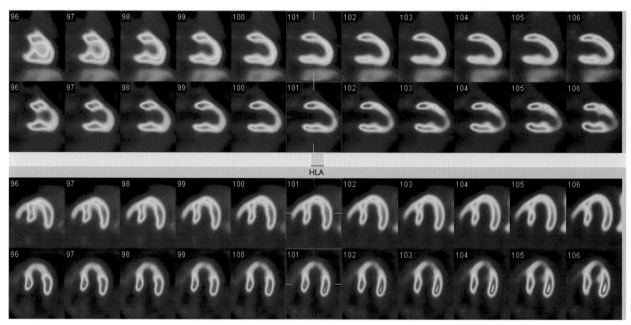

病例图 6-1　静息 ^{99m}Tc-MIBI 心肌灌注显像（奇数排）与糖负荷状态下 ^{18}F-FDG 心肌代谢显像（偶数排）图像。

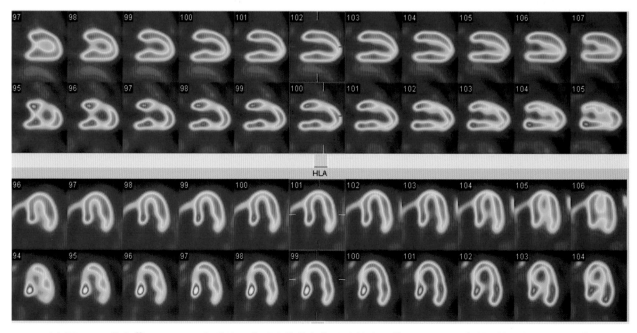

病例图 6-2　静息 ^{99m}Tc-MIBI 心肌灌注显像（奇数排）与空腹状态下 ^{18}F-FDG 心肌代谢显像（偶数排）图像。

静息心肌灌注显像及空腹 / 糖负荷状态下心肌代谢显像

静息心肌 ^{99m}Tc-MIBI 灌注显像与糖负荷状态下 ^{18}F-FDG 心肌代谢显像示：左心室室腔未见扩大，静息 SPECT 心肌灌注显像左心室显像剂摄取未见明显稀疏及缺损，糖负荷状态下 ^{18}F-FDG 心肌代谢显像可见心尖段、前间隔中段及前间隔基底段 ^{18}F-FDG 摄取减低。检查意见：左心室心尖段、前间隔中段及前间隔基底段心肌缺血。

静息心肌 ^{99m}Tc-MIBI 灌注显像与空腹状态下 ^{18}F-FDG 心肌代谢显像示：左心室室腔未见扩大，静息 SPECT 心肌灌注显像左心室未见明显稀疏及缺损，空腹状态下 ^{18}F-FDG 显像可见心尖段及室间隔 ^{18}F-FDG 摄取增高（病例图 6-3）。

检查意见：左心室心尖段及室间隔代谢减低，考虑上述节段为心肌缺血后改变。

病例相关知识及解析

心肌缺血可导致心肌细胞代谢、功能和神经支配等多种水平的变化（如代谢异常、血管内皮功能异常、室壁运动异常及神经支配异常等），其中一些变化可持续至心肌血流灌注恢复正常后的一段时间，是心肌曾经发生缺血的标志，国外学者称其为心肌的"缺血记忆"（ischemic memory）。心肌缺血后的代谢改变是心肌的一种适应性保护机制，能使心肌适应缺血缺氧的环境，免受进一步的不可逆损伤，介于"顿抑心肌"和早期"冬眠心肌"之间。

"缺血记忆"的识别对于就诊时症状已有所改善或消失的急性胸痛患者，抑或是症状本就不典型的心肌缺血患者，特别对于就诊时症状已经有改善，心电图和心肌酶学正常的急性冠脉综合征（ACS）的患者很有意义。因为如果不对这些患者进行缺血的风险评估，发生心血管事件概率非常高。常规的心肌缺血诊断方法如心电图、血清酶学、超声心动图和常规核素心肌血流灌注显像很难判断是否发生过心肌缺血，容易导致漏诊和误诊。据统计，在美国大约有 4% 的 ACS 患者被漏诊。因此，寻找更加高效的诊断方法去回忆和追溯先前的缺血会对冠心病患者的危险分层、预后评价等提供重要的信息。也就是说"缺血记忆"将开启另一扇心肌缺血的"窗口"，一些心肌缺血患者在临床症状消失后的一定时间内，仍能通过心肌的"缺血记忆"确定曾经发生过的心肌缺血；同时对于心肌缺血的患者，即使其血流已经恢复正常，由于仍存在潜在的代谢、功能和神经支配异常，因此需要进一步的观察和治疗，防止发生不可逆的心肌损害；对于不同程度的心肌缺血患者，根据其发生"缺血记忆"的概率、程度、持续时间、可逆性等可能各不相同，有利于对其进行危险分层、预后评价。近年来利用分子影像学手段诊断"缺血记忆"的研究逐渐兴起。常用的有心肌脂肪酸代谢显像、葡萄糖代谢显像及心脏神经显像。

心肌脂肪酸代谢显像 ^{123} 碘 - β - 甲基碘苯脂十五烷酸 [β -Methyl-P-(^{123}I)-iodopherlyl-perltadecEmoic acid， ^{123}I-BMIPP] 是常用的可显示心肌"缺血记忆"的显像剂。既往研究表明， ^{123}I-BMIPP 显像可以在一定时期内诊断临床症状已经缓解、并且缺乏其他缺血证据的缺血事件。正是基于此重要发现， ^{123}I-BMIPP "缺血记忆"显像受到广泛关注。2007 年美国《核心脏病学杂志》也特发增刊，深入探讨 ^{123}I-BMIPP 进行心肌"缺血记忆"显像的前景。但在我国由于没有 ^{123}I 的生产和销售，国外进口的费用很高，尚无法进行 ^{123}I-BMIPP 显像的研究。

心肌葡萄糖代谢显像 ^{18}F-FDG（18 氟标记的 2- 磷酸-脱氧葡萄糖）是常用的心肌代谢显像剂。除脂肪酸外，葡萄糖是另外一个非常重要的心肌能量代谢底物。在空腹状态下，正常的心肌 2/3 左右的能量供应来自于游离脂肪酸的分解，其余的则来自葡萄糖等分解。心肌缺血时，心肌对脂肪酸的利用显著降低，而葡萄糖的摄取明显增加。脂肪酸和葡萄糖是同一个病理过程的两个方面，都能反映心肌缺血的发生。2012 年杨敏福[1]等研究发现缺血区 ^{18}F-FDG 摄取增加与缺血时间和缺血程度相关。

心脏神经递质显像，如 ^{123}I-MIBG 等，亦可用于心肌"缺血记忆"的检出。尽管脂肪酸、葡萄糖的类似物均常可被作为心肌"缺血记忆"的显像剂，但对于缺血记忆的时间窗确定仍有一定局限性。王雪梅[2]等应用 N-^{11}C-methyl-dopamine（[11]C-MDA）PET 神经显像剂前期的实验证实交感神经缺损区在心肌缺血的 1 天、1 个月、3 个月内随着时间的延长缺血范围逐渐扩大，6 个月时随着时间的延长已恢复部分功能（病例图 6-4）。

心肌缺血可引起心肌血流灌注减低、代谢异常（脂肪酸代谢减低、葡萄糖代谢增高）及神经功能异常。代谢和神经功能异常可持续较长时间，是心肌曾经发生缺血的标志，被称为心肌的"缺血记忆"。[18]F-FDG 可记忆 24 ～ 72 h，[123]I 标记的 BMIPP 可记忆 2 周左右，[123]I-MIBG 可记忆 3 个月至半年。

病例图 6-3　饮食状态下和禁食状态下心尖部缺血[18]F-FDG 代谢显像的对照。上排进食状态下图像可见左心室前壁显像剂摄取稀疏，下排禁食状态下图像可见相应部位显像剂摄取浓聚，如箭头所示。

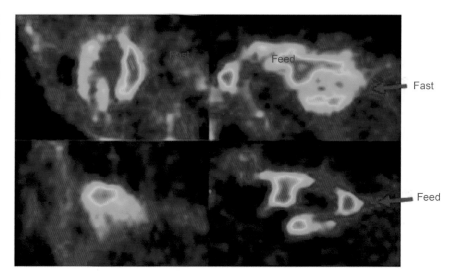

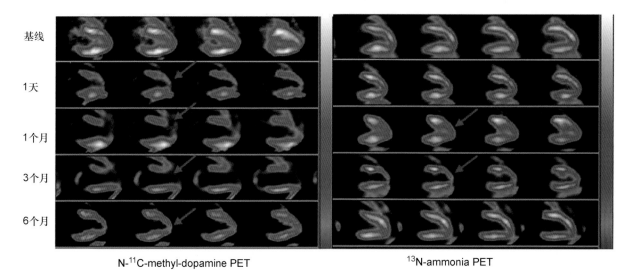

病例图 6-4　心肌缺血 1 天、1 个月和 3 个月内随时间延长缺血范围逐渐扩大，6 个月时已恢复部分功能。

参考文献

［1］谢博洽，杨敏福（通信作者），窦克非，等 . 18F-FDG PET/CT 心肌"缺血记忆"显像的实验研究 . 中华心血管病杂志，2012，32（6）：442-446.

［2］Zhou Weina，Xuemei Wang*. N-11C-Methyl-Dopamine PET Imaging of Sympathetic Nerve Injury in a Swine Model of Acute Myocardial Ischemia：A Comparison with 13N-Ammonia PET. BioMed Res Int，2016，2016：8430637.

（周伟娜）

病例 7   门控静息心肌灌注显像检测甲状腺功能亢进患者心脏受累

病史及检查目的

患者男性，46 岁。主因"易怒、出汗多、体重减轻 8 年余，加重伴活动后气短 2 个月"就诊。8 年前患者无明显诱因出现体重下降（3 个月减轻 10 余斤），易怒，易出汗，就诊于我院内分泌科，诊断为"甲状腺功能亢进症"，于院外规律口服甲巯咪唑（他巴唑）、普萘洛尔（心得安）治疗（具体不详），2 年前化验甲状腺功能正常，停服药物。2 个月前无明显诱因出现活动后气短，未予重视。1 个月前出现夜间不能平卧、腹胀、咳嗽、咳痰，为白色泡沫痰，在外院心内科住院治疗，症状缓解。今为求进一步诊治，入我院心内科，予以强心、利尿、改善心室重构治疗，病情有所改善，现拟 ^{131}I 治疗。自发病来，食欲、睡眠差，大小便正常，体重下降 10 kg。否认高血压、糖尿病病史。体格检查：BP：130/75 mmHg，双侧甲状腺 I 度肿大，双肺呼吸音粗，双肺底可闻及干湿啰音。心率 85 次 / 分，律齐，各瓣膜听诊区未闻及病理性杂音。入院后心脏彩超示：全心扩大，左心室壁运动弥漫性明显减弱，左心室射血分数 29%。心电图：心房颤动。甲状腺功能：T3、T4 明显升高，TSH 减低。为进一步评估心肌血流灌注及心功能状态行 ^{99m}Tc-MIBI SPECT 门控静息心肌显像（病例图 7-1）。

心肌血流灌注显像

方法及影像所见：肘静脉注射 ^{99m}Tc-MIBI 25 mCi，60 min 后门控静息心肌显像。左心室心肌显影清晰，整体显像剂分布欠均匀，以下壁近心尖及后壁显像剂分布稀疏明显。左心室腔扩大，各室壁活动减弱，左心室整体收缩功能减低。舒张末期容积（EDV）：129 ml，收缩末期容积（ESV）：93 ml，射血分数（EF）：28%。

检查意见：左心室整体血流灌注减低，以下壁近心尖及后壁明显，左心室腔扩大，各室壁活动减弱，左心室整体收缩功能减低。

病例相关知识及解析

甲状腺功能亢进症（甲亢）患者由于心率加快，从而使得心动周期缩短，主要表现在舒张期；舒张

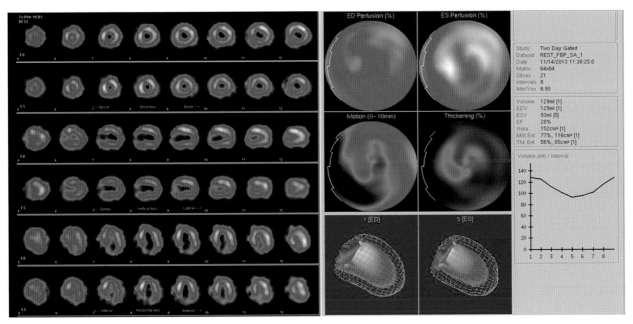

病例图 7-1   患者的 ^{99m}Tc-MIBI SPECT 静息门控心肌显像。

期的缩短使心肌本身灌注不足，导致心肌病变；甲亢患者升高的甲状腺激素可直接或通过交感神经作用于心脏，使得心肌收缩力加强，氧和营养物质消耗增加；甲亢可引起心房颤动等心律失常，与其他因素共同对心功能造成影响。早期或轻症甲亢患者表现为心率加快、收缩力增强、输出量增高等，随着甲亢的加重，心肌收缩和主动松弛的能力均降低，最终导致心力衰竭[1]。

甲亢性心脏病的发病机制尚未完全明确，目前认为主要与以下因素有关：①甲亢时，过多的甲状腺激素可使心肌内三磷酸腺苷和肌酸磷酸含量减少，Na^+-K^+-ATP 酶活性增强，促进 Na^+外流，K^+内流，影响心肌细胞电生理，使心房肌细胞的动作电位时间缩短，心肌代谢加速，造成心肌缺氧，心肌细胞变性和肥大。②甲亢时，产热过多、散热增强，皮肤毛细血管扩张，使静脉回心血量和心输出量增加，加重心脏负担，最终导致充血性心力衰竭。同时，外周血管阻力下降，回心血量增加，可使交感神经张力增加，导致冠状动脉痉挛，发生心绞痛和心肌梗死。③甲状腺激素能使心脏儿茶酚胺受体的数目和亲和力增加，提高心肌儿茶酚胺作用的敏感性，使自主神经功能紊乱。甲亢性心脏病在甲亢患者中的发病率为 10% ~ 20%。

^{99m}Tc-MIBI 门控心肌灌注显像在评价冠心病、心肌病等心脏疾病的心功能方面已得到临床肯定[2]。其特点在于通过一次门控心肌灌注显像，一站式获得左心室心肌血流灌注图像、心功能参数［包括舒张末期容积（EDV）、收缩末期容积（ESV）、射血分数（EF）及心放射性比值（LHR）等］、各个室壁运动情况及左心室整体收缩情况。并且由于心功能参数是由设备自动测量，排除了人为因素干扰，重复性好，从而较全面、客观地评价左心室血流灌注和收缩、舒张功能[3]，对于疾病的诊断、疗效评估等具有重要的临床指导意义。由于甲亢使心肌受到不同程度的损伤并发生病理性改变，表现为心室扩大、室壁变薄不均及收缩功能减低等，而上述改变可通过 ^{99m}Tc-MIBI 门控心肌灌注显像显示。通常甲亢性心脏病在门控心肌灌注显像中表现为心肌显像剂分布稀疏、弥漫性不均匀或花斑样改变，可帮助临床判断是否存在心肌缺血，并观察病变累及部位和范围。

参考文献

［1］Umpierrez GE，Challapalli S，Patterson C. Congestive heart failure due to reversible cardiomyopathy in patients with hyperthyroidism. Am J Med Sci，1995，310（3）：99.

［2］Han S，Kim YH，Ahn JM，et al. Feasibility of dynamic stress 201Tl/rest 99mTc-tetrofosmin single photon emission computed tomography for quantification of myocardial perfusion reserve in patients with stable coronary artery disease. Eur J Nucl Med Mol Imaging，2018，45（12）：2173-2180.

［3］Juan Ramon A. Yang Y. Wernick MN，et al. Evaluation of the effect of reducing administered activity on assessment of function in cardiac gated SPECT. J Nucl Cardiol，2020，27（2）：562-572.

（刘海燕）

病例 8　心肌灌注显像诊断冠状动脉痉挛导致心肌梗死

病史及检查目的

患者男性，58 岁。因"发作性胸痛 10 余年，再发加重 6 h"入院。患者 10 余年前出现发作胸痛、胸闷，多于步行、活动后出现，持续约 3 ~ 10 min，休息后可缓解，平均每年发作 1 ~ 2 次，未规范就诊。6 h 前患者无明显诱因再度出现胸痛，向后背部放射，伴胸闷、气短、心悸，自行服用硝酸甘油症状无明显缓解，急诊以"冠心病，急性冠脉综合征"收入院。入院后急查心电图，V_1 ~ V_3 导联 ST 段抬高 0.2 ~ 0.35 mV，V_5 ~ V_6 导联 ST 段压低 0.05 ~ 0.1 mV，心梗三项全血肌钙蛋白 I 0.054 ng/ml（参考

值 0.00 ～ 0.02 ng/ml），全血肌红蛋白 19.700 ng/ml
（参考值 0.00 ～ 46.6 ng/ml），全血肌酸激酶同工酶
3.950 ng/ml（参考值 0.00 ～ 4.99 ng/ml）。冠脉造
影示第一对角支（D1）开口处轻度狭窄（病例图
8-1）。为进一步了解心肌细胞活性，行一日法药物
负荷 / 静息心肌灌注显像。

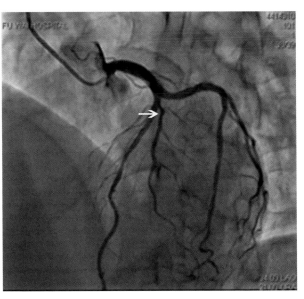

病例图 8-1　患者的冠脉造影图像。

药物负荷 / 静息心肌灌注显像

　　方法及影像所见：行一日法药物负荷 / 静息心肌
灌注显像。静息状态下静脉注射 ^{99m}Tc-MIBI 10 mCi，
15 min 后进食脂餐（牛奶或油煎鸡蛋等），30 min 至
1 h 进行静息心肌灌注显像。1 h 后腺苷药物负荷心
肌灌注显像。腺苷给药总剂量 0.84 mg/kg，泵入速
度 0.14 mg/（kg·min），共注射 6 min，在第 3 分钟
时注射 ^{99m}Tc-MIBI 30 mCi，注射过程中观测患者心
电图、血压变化并记录。注射 ^{99m}Tc-MIBI 15 min 后再次进食脂餐，以加速胆囊内显像剂的排泄，减少伪
影。左心室未见明显扩大，室壁显像剂分布不均匀，腺苷负荷显像中左心室前壁、下壁、下间壁可见显
像剂摄取稀疏-缺损区；静息显像中左心室上述节段未见明显显像剂充填，呈负荷-静息匹配现象。

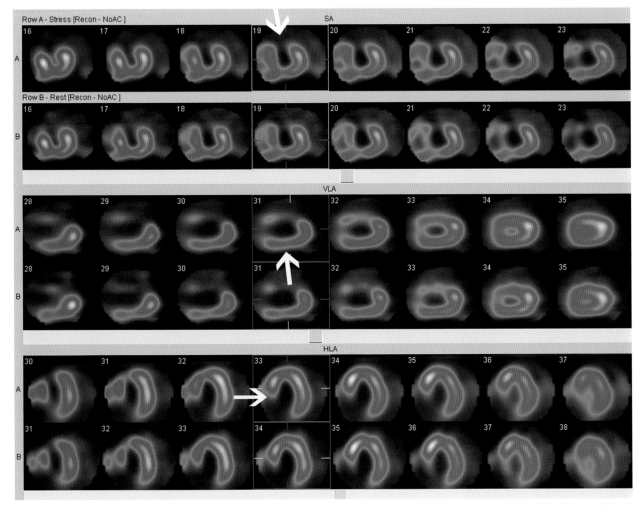

病例图 8-2　患者 ATP 负荷 / 静息心肌灌注显像。负荷显像（**A**）见左心室前壁、下壁、下间壁放射性稀疏至缺损（箭头所
示），静息（**B**）显像未见放射性充填。

检查意见：符合左心室前壁、下壁、下间壁心肌梗死改变。

病例相关知识及解析

冠脉痉挛（coronary artery spasm，CAS）是指心外膜下冠脉发生的一过性收缩，引起血管部分或完全闭塞。冠脉痉挛易发生于有粥样硬化的血管，偶发生于表面"正常"的冠脉，它的任何一个分支或多个分支均可受累[1]。CAS 可因发生部位、严重程度的不同以及有无侧支循环建立等而表现为不同的临床类型，包括 CAS 引起的典型变异型心绞痛、非典型 CAS 性心绞痛、急性心肌梗死、猝死、各类心律失常、心力衰竭等，亦可是无症状性心肌缺血。CAS 发病原因复杂，推测与自主神经系统功能紊乱、内皮功能障碍、炎症反应增加、平滑肌细胞高反应性及氧化应激有关，多发生于冠脉轻度狭窄性病变的基础上，部分患者冠脉造影无明显严重病变，但心肌灌注显像有明确的心肌缺血甚至心肌梗死表现。冠脉痉挛可以导致斑块破裂，引发血栓形成，导致管腔不完全阻塞或完全阻塞，前者引发不稳定型心绞痛，后者引发心肌梗死或猝死。情绪过激、过劳、寒冷刺激和吸烟是引起急性冠脉综合征的诱因，而冠脉痉挛造成斑块破裂脱落引发血栓并形成管腔阻塞，则是发生急性冠脉综合征的病理基础[2]。

CAS 发作期的心电图改变为相邻 2 个或以上导联出现 ST 段抬高或压低 0.1 mV 以上或新出现的 U 波倒置，部分患者于 ST 段抬高时检获快速性或缓慢性心律失常。多支冠脉痉挛发作者可出现室性心动过速、心室颤动及完全性房室传导阻滞等致死性心律失常[3]。乙酰胆碱或麦角新碱激发冠脉痉挛是确诊 CSA 的方法，敏感度＞ 90%，特异度可高达 100%。鉴于药物激发试验引起较多的并发症，包括心律失常、高血压、痉挛性腹痛、恶心和呕吐等，偶有心室颤动、心肌梗死等严重并发症，甚至死亡，故药物激发试验仅限于症状疑似 CSA 且非创伤性检查难以确诊的患者，在实施冠脉造影时进行。此外，药物激发试验必须在心内科医生严密监测下进行。

心肌灌注显像可以显示冠脉痉挛造成的缺血及梗死。本例患者是以心肌梗死为表现的，表现为固定性缺损（fixed defects）：即负荷影像显示局部显像剂稀疏或缺损，静息态没有明显改善。CAS 患者也可表现为可逆性缺损（reversible defects），即负荷影像显示局部显像剂稀疏或缺损灶，而静息态显示该部位有显像剂填充。小部分患者表现为负荷/静息呈反向再分布（reverse redistribution），即负荷影像未见显像剂稀疏或缺损，而静息影像显示局部显像剂稀疏或缺损（病例图 8-3）。

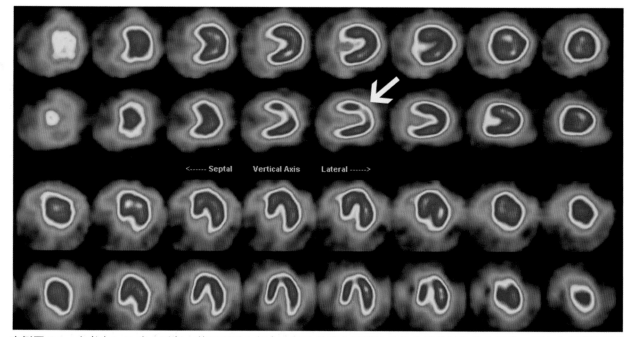

病例图 8-3 患者女，61 岁，反复心前区不适 1 年余。运动负荷心肌灌注显像未见放射性分布异常，静息心肌灌注显像左心室前壁放射性稀疏（箭头所示）。

反向再分布现象由 Tanasescu 等在 1979 年首先报道，过去常被认为是显像技术原因所致，而近年来对此现象则有着多种解释。多数人认为此现象与心肌缺血性损害无直接联系，但也有报道指出不到 20% 的反向再分布出现于严重冠脉病变引发的心肌缺血患者。有人认为反向再分布亦可以是冠脉痉挛的特征之一，若结合运动心电图试验阴性以及静息性胸痛的临床表现，可作为诊断冠脉痉挛理想的非创伤性方法，但有关冠脉痉挛患者发生反向再分布的机制尚不明确[4]。此外，有人认为反向再分布与 X 综合征冠脉微循环功能障碍有关，并对评价存活心肌和冠心病的预后有一定价值。

作为无创性检查方法，心肌灌注显像对 CAS 的诊断有重要的参考价值。然而值得注意的是，尽管心肌灌注显像出现反向再分布可以看做是 CSA 的影像表现，但必须先排除技术误差、图像采集和处理过程中条件不一致、生理性如乳房和膈肌的衰减等因素导致的差异，并结合临床症状、心电图及其他影像学等进行综合诊断。另一方面，CAS 患者的治疗常采用钙通道阻滞剂，如维拉帕米（异搏定）、尼卡地平、尼索地平、地尔硫䓬、硝苯地平等，绝大多数患者均能显著缓解 CAS[5]。避免使用血管收缩药物及 β 受体阻滞剂。患者预后一般良好。心肌灌注显像还可以作为疗效观察及预后判断的技术手段。

参考文献

［1］Hung MJ，Hu P，Hung MY. Coronary artery spasm：review and update［J］. International Journal of Medical Sciences，2014，11（11）：1161-1171.

［2］向定成，曾定尹，霍勇.冠状动脉痉挛综合征诊断与治疗中国专家共识.中国介入心脏病学杂志，2015，23（4）：181-186.

［3］Onaka H，Hirota Y，Shimada S，et al. Clinicalobservation of spontaneous anginal attacks and multivessel spasm in variantangina pectoris with normal coronary arteries：evaluation by 24-hour 12-leadelectrocardiography with computer analysis.J Am Coll Cardiol，1996，27：38-44

［4］向定成，尹吉林，何建新，等.冠状动脉痉挛患者心电图及 201Tl 心肌灌注显像负荷试验的特征.中华核医学杂志，2005，25（1）：10-13.

［5］Nishigaki K，Inoue Y，Yamanouchi Y，et al. Prognostic effects of calciumchannel blockers in patients with vasospastic angina—a meta-analysis. Circ J，2010，74：1943-1950.

（马荣政　方纬）

病例 9　心肌灌注显像诊断冠状动脉肌桥心肌缺血

病史及检查目的

患者女性，52 岁，1 年前无明显诱因于左侧心前区出现刀割样疼痛，持续约 10 min，无头晕、心慌、晕厥，当时心脏彩超检查未见异常，但 24 h 心电图检查示：窦性心律，阵发性心房颤动，短阵房性心动过速（房速），房性期前收缩（房早）。临床给予药物治疗，后未再发作上述症状。近 5 个月患者多于下雨天出现胸闷伴左胸前区疼痛，每次持续数分钟，冠脉造影及增强 CT 检查显示左前降支中段浅肌桥形成，管腔狭窄约为 50%（病例图 9-1）。为进一步评估有无心肌缺血，行药物负荷＋静息心肌灌注显像。

药物负荷＋静息心肌灌注显像

方法及影像所见：采用一日法药物负荷／静息心肌灌注显像，静脉注射 99mTc-MIBI 10 mCi 1 h 后，

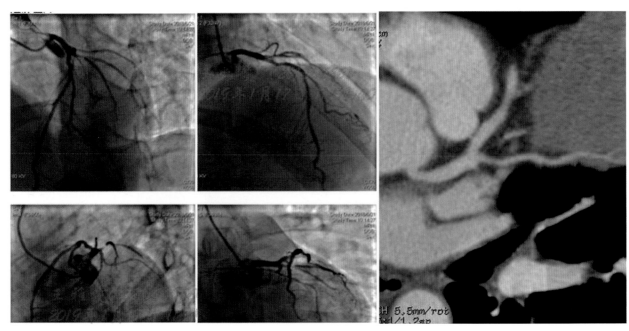

病例图 9-1　患者冠脉造影（左 4 图）和冠状动脉 CTA（右图）见左前降支中段浅肌桥形成。

先行静息心肌灌注显像；然后行药物负荷试验，再注射 ^{99m}Tc-MIBI 30 mCi，1.5 h 后行负荷心肌灌注显像。药物负荷显像中见左心室前壁心尖段放射性摄取减低区，静息显像中未见明确放射性充填（病例图 9-2）。

检查意见：负荷 / 静息心肌显像示左心室心尖部血流灌注受损。

病例相关知识及解析

冠脉肌桥是指走行于心外膜下结缔组织中的冠脉有一段走行于心肌内，其上的一束心肌纤维即称为心肌桥[1]。此情况也称为"壁内冠脉""壁冠脉""冠脉天桥"或"心肌环"。据报道，尸检发现心肌桥的发生率约为 15% ～ 85%，其宽度约在 4 ～ 40 mm 之间，厚度约在 1 ～ 4 mm 之间[2]。多在左冠脉前降支出现，有时在右冠脉、左冠脉回旋支也可以发现。心肌桥在冠脉造影中主要表现为"收缩期狭窄"或"挤压效应"。1960 年由 Porstmann[3] 第一次通过血管造影生动地描述心肌桥后，人们发现许多缺血性事件可能由心肌桥引起，心肌桥可能导致心绞痛、冠脉痉挛、心肌梗死、室间隔穿孔、危及生命的心律失常和心脏性猝死。

多层螺旋 CT 对心肌桥和壁冠脉的诊断具有优良价值，其直接 CT 征象是冠脉主干及主要分支的部分血管段由心肌覆盖，与走行正常的冠脉相比，壁冠脉的血管边缘相对模糊，管腔一般偏细，有时甚至显示不清。且 CT 征象在心脏原始横断面 CT 图像和二维曲面重建图像上显示较好。同时多层螺旋 CT 可较好地显示壁冠脉的长度和心肌桥的厚度。正是因为 CT 能够同时显示冠脉和临近心肌组织，因此，在肌桥的显示上优于常规冠脉造影，从而避免了冠心病假阳性的诊断。

当心肌收缩时，心肌桥可挤压该动脉段足以引起远端血供减少而导致心肌缺血，加之近端血管常有粥样硬化斑块形成，遂可引起心绞痛。当心肌桥发生严重心肌缺血时，需要及时进行治疗。心肌桥的治疗分为药物治疗与手术治疗。β 受体阻滞剂能减轻血管压迫使收缩期、舒张期冠脉狭窄程度均减轻，其负性传导作用使舒张期延长，亦可改善冠脉血流灌注；钙通道阻滞剂对改善心肌桥患者的症状亦有肯定的作用；心绞痛发作时可使用硝酸酯类药物缓解症状；发生不稳定型心绞痛或心肌梗死时可使用抗凝、抗血小板及溶栓治疗。手术治疗则指心肌桥切除术或冠脉松解术，目前认为对药物治疗后缺血症状仍持续存在的患者，外科手术治疗是有效的，但应警惕出现左心室室壁瘤的并发症。

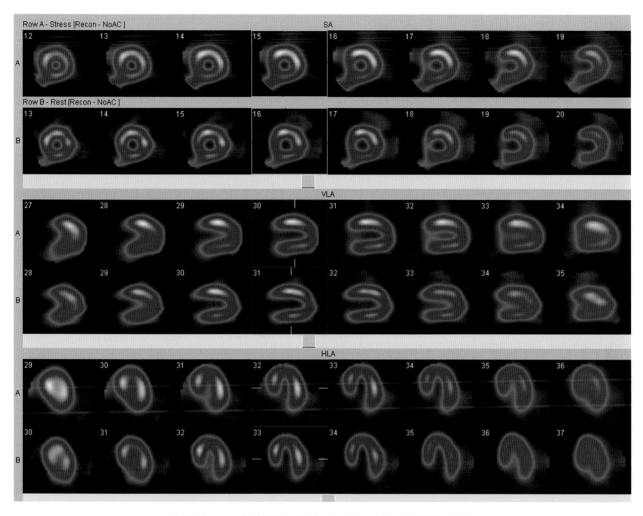

病例图 9-2 患者药物负荷（A）/静息（B）心肌灌注显像。

心肌灌注显像对于心肌桥引起的心肌缺血的诊断具有较高的灵敏度。与冠脉狭窄所致的心肌缺血相同，病变血管供血心肌同样可以表现为放射性摄取减低区。根据病变累及范围，也可以对病变血管以及血管功能做出推断。因此，心肌灌注显像对心肌桥引起缺血的诊断及预后评估具有较高的临床价值。随着影像技术的不断发展，SPECT/CTA 融合技术既可以显示有心肌缺血存在，也可以确定缺血与心肌桥之间的关系。

参考文献

［1］陈群，龚俊荣，刘静，等.心肌桥合并冠状动脉粥样硬化患者的临床特点［J］.中国心血管病研究，2010，8（08）：564-567.

［2］Kawawa Y，Ishikawa Y，Gomi T，et al.Detection of myocardial bridge and evaluation of its anatomical properties by coronary multislice spiral computed tomography. Eur J Radiol，2006，61（1）：130-138.

［3］Stanford W，Rooholamini M，Rumberger J，et al.Evaluation of coronary bypass graft pateny by UFCT［J］. Thorac Imaging，1988，15：827-832.

（马荣政　方纬）

病史及检查目的

患者女性，66 岁，3 个月前发生下壁及侧壁心肌梗死，近 1 个月出现呼吸困难，1 周前症状加重伴胸闷、心慌，劳累后明显。既往高血压病史 8 年；吸烟史 40 余年。查体：BP 135/90 mmHg，脉搏 80 次 / 分，心率 80 次 / 分，律齐 A2 ＞ P2，各瓣膜区均未闻及杂音，余无特殊发现。实验室检查：脑钠肽前体（proBNP）3603 pg/ml（参考值＜ 300 pg/ml），超敏肌钙蛋白 T（cTnT-hs）0.072 ng/ml（参考值＜ 0.014 ng/ml）。超声心动图：左心房、左心室增大，射血分数减低；节段性室壁运动异常；二尖瓣反流；左心室舒张功能减低。心电图：窦性心律；短暂房速；频发室性期前收缩（室早），二联律；左心室心尖及侧壁心肌梗死；ST-T 改变。冠脉造影：右冠脉优势型，RCA 近端斑块，65% 狭窄；左主干分叉前 50% 狭窄，LAD 起始70% ～ 80% 狭窄，第一对角支起始 90% 局限狭窄，第一对角支发出后 100% 狭窄；LCX 第一边缘支发出后60% 局限狭窄。为进一步明确心肌存活状态，行 ^{18}F-FDG 及 ^{13}N-Ammonia PET/CT 心肌显像（病例图 10-1）。

PET/CT 心肌显像

^{13}N-Ammonia PET/CT 心肌显像：静息状态下静脉注射 ^{13}N-Ammonia 后行门控心肌灌注显像。图像经计算机重建处理后从心脏短轴、垂直长轴及水平长轴三个断面观察：左心室室腔扩大，左心室室壁不完整，心尖段、侧壁心尖段、前侧壁中段、前侧壁基底段、后侧壁中段及后侧壁基底段呈节段性显像剂摄取稀疏–缺损。

^{18}F-FDG PET/CT 心肌显像：静息状态下静脉注射 ^{18}F-FDG 后行门控心肌代谢显像，左心室上述心肌节段均可见显像剂充填。

检查意见：心肌代谢 / 血流灌注显像示：左心室室腔扩大，左心室上述心肌节段心肌代谢 / 灌注显像不匹配，考虑上述部位心肌存活。

病例相关知识及解析

冠脉狭窄致供血减少或心肌对能量需求增加得不到足够的供给时，会出现心肌缺血，甚至心肌梗

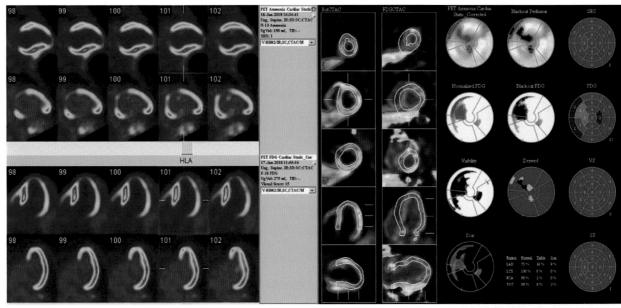

病例图 10-1 患者心肌灌注 / 代谢显像。奇数排为 ^{13}N-Ammonia 心肌血流灌注显像，偶数排为 ^{18}F-FDG 心肌代谢显像。

死。根据病变发生的速度、范围以及程度不同，心肌损伤可以经历从可逆到不可逆的情况，可分为坏死心肌和存活心肌。存活心肌包括"冬眠心肌"和"顿抑心肌"。而判断心肌梗死后有无存活心肌很重要，它可以为临床治疗提供重要且可靠的信息。通过血运重建术等有效的治疗措施，可以改善患者的心功能状况，从而达到延长存活率、改善生活质量的目的。对核素心肌灌注显像提示存活心肌者行血运重建术后，其心功能分级及心力衰竭症状均可得到不同程度缓解，死亡率要明显低于单纯接受药物治疗的人群。本例受检者的核素心肌灌注显像提示无存活心肌，无法从血运重建术中获益。

目前，评价心肌存活的无创性方法有很多种，较常用的有超声心动图、磁共振成像（MRI）及核素心肌灌注显像。心脏彩超的优点是操作简便、经济、无辐射且易推广。而缺点是空间分辨率较低，容易受观察者和操作者的影响，可重复性较差，致使准确性稍差，且不可较好地确定心内界。低剂量多巴酚丁胺负荷 MRI 试验是一种有效的、具有广泛应用前景的检测存活心肌的方法。其优点是无辐射、无个体依赖性。缺点是 MRI 普及率尚低且分析时间较长。放射性核素心肌灌注显像可以直观地显示心肌是否有梗死或缺血性改变、缺血的部位、范围以及心肌损害是否为可逆性。一项同时囊括了 8 项研究及 310 位患者的 Meta 分析[1]的结论是 SPECT 心肌灌注显像检测存活心肌与 PET 一样可准确评价缺血性心肌病。双核素同时采集法心肌显像（dual-isotope simultaneous acquisition single photon emission computed tomography，简称 DISA-SPECT）是近年来用符合线路 SPECT 检测存活心肌的一种方法。常用的显像剂为 ^{99m}Tc-MIBI 和 ^{18}F-FDG，这样一次成像即可得到心肌灌注和心肌代谢两种信息，且心肌灌注与代谢的数据采集同步进行，图像位置匹配较好，同样是通过分析比较心肌节段的血流灌注/代谢图像的匹配情况来判断心肌存活与否（病例图 10-2）。

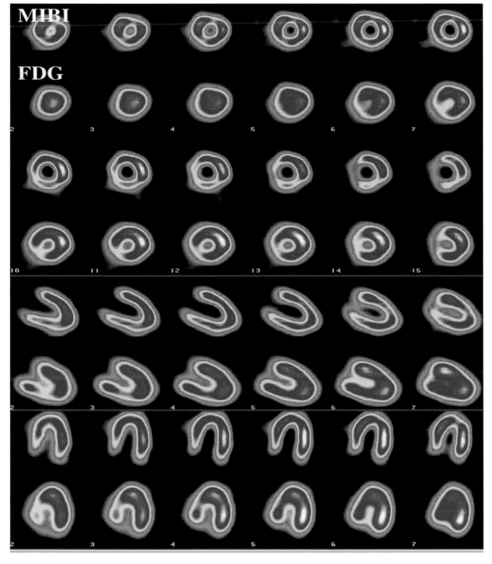

病例图 10-2　DISA-SPECT 心肌显像（引自阜外心血管病医院）。奇数排：^{99m}Tc-MIBI 心肌灌注显像；偶数排：^{18}F-FDG 心肌代谢显像。^{99m}Tc-MIBI 心肌灌注显像左心室前壁中段、下壁基底段、后间隔基底段显像剂摄取稀疏，^{18}F-FDG 心肌代谢显像上述部位显像剂填充，心肌灌注/代谢不匹配，左心室前壁中段、下壁基底段、后间隔基底段心肌存活。

目前，^{18}F-FDG PET/CT 心肌葡萄糖代谢显像被认为是探测心肌存活的"金标准"。^{13}N-Ammonia 心肌灌注显像联合 ^{18}F-FDG 心肌代谢显像，灌注 / 代谢不匹配，心肌灌注减低而心肌代谢存在，提示心肌存活；当二者缺损匹配时提示心肌坏死以瘢痕组织为主，即使进行血运重建术亦不能改善心脏功能。正确识别影像特征且密切结合临床，有利于对存活心肌做出准确的判断。正常的心肌代谢主要以游离脂肪酸和葡萄糖氧化作为能量来源，^{18}F-FDG 心肌代谢显像反映的是心肌糖代谢。而心脏自主神经系统的改变往往发生于心脏出现结构和功能明显异常之前，它通常不能被常规的形态及功能学检查观测到。目前用于检测心脏早期神经系统变化的 PET/CT 受体显像剂主要是 ^{11}C 标记的心脏神经受体显像剂[2]。期待可以有更多反映心肌脂肪酸代谢的药物应用于临床。

参考文献

［1］Tsai JP. Yun CH. Wu TH, et al. A meta-analysis comparing SPECT with PET for the assessment of myocardial viability in patients with coronary artery disease［J］. Nucl Med Commun, 2014, 35: 947-954.

［2］Aikawa T, Naya M, Obara M, et al. Impaired myocardial sympathetic innervation is associated with diastolic dysfunction in heart failure with preserved ejection fraction: ^{11}C-Hydroxyephedrine PET Study［J］. Journal of Nuclear Medicine, 2017, 58 (5): 784-790.

（周伟娜）

病例 11　心肌血流灌注 / 代谢显像在血运重建中的指导意义

病史及检查目的

患者男性，53 岁，主因"发作性心前区不适 2 年，间断性前胸憋闷、胸痛半年，加重 1 周"入院。病程中头晕、口干口渴，无恶心呕吐，无视物模糊及黑矇。无高血压，无糖尿病，否认吸烟史。查体：BP140/90 mmHg，双肺未闻及啰音，HR 121 次 / 分，律齐 A2 > P2，各瓣膜区均未闻及杂音，肝、脾未触及。冠脉造影：冠状动脉呈右优势型，LM 未见异常。LAD 全程钙化病变，弥漫狭窄，最窄达90%，D1 开口狭窄达 90%。LCX 近中段至中段钙化狭窄达 95%。RCA 开口完全闭塞。超声心动图：节段性室壁运动异常，二、三尖瓣反流，左心增大，左心功能减低。为进一步评估心肌存活状态及血运重建术的必要性，对该患者分别进行了 ^{13}N-Ammonia 心肌血流灌注显像和 ^{18}F-FDG 心肌代谢显像（病例图 11-1）。

^{13}N-Ammonia 与 ^{18}F-FDG PET/CT 心肌显像

方法及影像所见：静息状态下，静脉注射 ^{13}N-Ammonia 后行门控心肌灌注显像。图像经计算机重建处理后，从心脏短轴、垂直长轴及水平长轴三个断面观察见：左心室室腔大小正常，左心室心尖段显像剂摄取减低，余左心室各室壁阶段未见明显异常放射性分布。随后静脉注射 ^{18}F-FDG 后再次行门控心肌代谢显像，结果示左心室心尖段原显像剂摄取减低区可见显像剂填充现象（病例图 11-1）。

检查意见：左心室室腔大小正常，左心室心尖段存在血流灌注减低区，该区域内心肌代谢显像大部分填充，考虑左心室心尖段非透壁性心肌梗死，且大部分心肌存活，心肌梗死面积 < 6%，LVEF 52%。

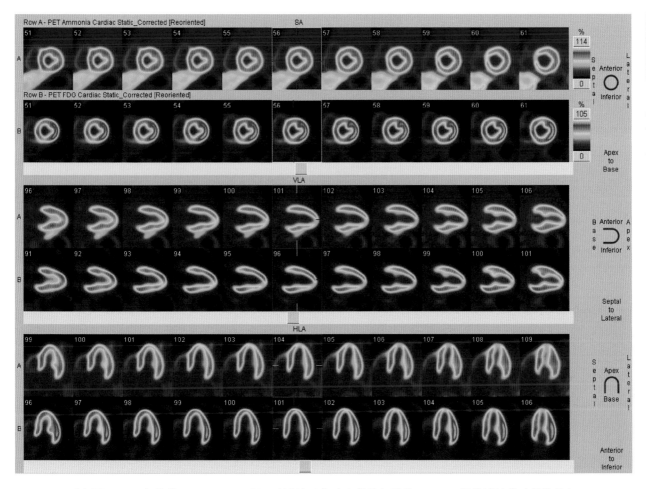

病例图 11-1 患者 ^{13}N-Ammonia 心肌血流灌注显像（奇数排）及 ^{18}F-FDG 心肌代谢显像（偶数排）。

临床治疗及随访

临床根据冠脉多支病变选择了冠状动脉旁路移植术（CABG）进行治疗，且术后 CTA 提示升主动脉至前降支中段桥血管 B1，升主动脉至第一对角支、左旋支远端见桥血管 B2，B1 及 B2 均通畅（病例图 11-2）。然而，患者临床症状改善不明显，为进一步评估血运重建术疗效，再次行 ^{13}N-Ammonia 与 ^{18}F-FDG PET/CT 心脏显像，结果示左心室心尖段、下壁心尖段及间隔心尖段心肌血流灌注 / 代谢匹配，考虑上述部位心肌梗死，且梗死面积约为 18%（病例图 11-3）。

病例相关知识及解析

冠脉疾病所造成的左心室收缩功能障碍，部分是可以通过血运重建后恢复功能的，心肌功能恢复与否主要取决于是否存在存活心肌及存活心肌的数量。存活心肌是指因冠心病所导致的收缩功能障碍，而在血运重建后功能可恢复的心肌。心肌梗死后有存活心肌者积极给予冠脉血运重建，血运重建术（CABG、PTCA 或 PTCA ＋支架植入术）能解除或减轻冠心病患者的心绞痛症状，改善心脏功能，提高患者的生活质量，是治疗冠心病的良好方法，可明显改善其预后，而心肌梗死后缺乏存活心肌者，给予冠脉血运重建术的预后较给予药物治疗的预后差，同时患者还要承担一定的手术风险。所以，尽早评价冠心病患者心肌梗死的存活心肌，对于及早给予冠脉血运重建是很有意义的。

心肌代谢显像是目前评价心肌活力的"金标准"。葡萄糖代谢显像是术前预测血管再通及术后评价疗效、术后室壁运动异常的改善情况较理想的无创性手段，可以为临床治疗冠心病治疗决策提供较有力

病例图 **11-2** 冠状动脉旁路移植术后冠脉 CTA 示桥血管通畅。

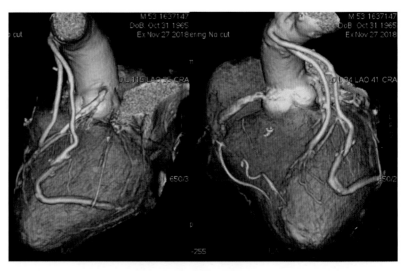

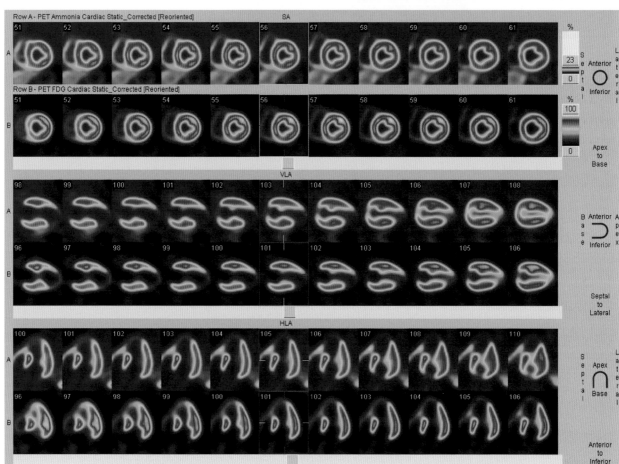

病例图 **11-3** 冠状动脉旁路移植术后 ^{13}N-Ammonia 心肌血流灌注显像（奇数排）及 ^{18}F-FDG 心肌代谢显像（偶数排）。

的依据[1]。心肌血流灌注显像与心肌代谢显像的联合应用，对于很多受检者起到了增益作用。例如合并心绞痛和慢性左心室功能障碍的受检者，心肌血流灌注显像上表现为显像剂摄取减低，心肌代谢显像上表现为显像剂摄取增高，给予这样的受检者行冠状动脉旁路移植术，术后室壁运动可迅速得到改善，左心室射血分数会明显提高；而对于心肌代谢显像上表现为显像剂摄取稀疏者，即使给予冠状动脉旁路移植术，再通后心室的功能改善效果仍然不会理想。对于左主干病变或多支冠脉病变患者病情较重，运用 PTCA＋支架植入术治疗后再狭窄的发生率较高，多个支架的同时植入不仅费用昂贵，还增加了手术风险，减低了预后，所以应首选 CABG。CABG 分为动脉旁路移植（内乳动脉、桡动脉）与静脉旁路移植（大隐静脉）。据临床报道，动脉旁路移植效果明显优于静脉旁路移植，动脉旁路移植发生桥血管狭窄、闭塞的可能性小，因此，如何选择旁路移植血管也较为重要。此时，利用核素显像判断心肌是否存活即可帮助外科医生选择旁路移植血管。如果病变冠脉支配区的心肌是存活的（即冬眠心肌），应首选动脉桥，若梗死区心肌已经全部或绝大部分坏死，无明显存活心肌，这时若无动脉桥可利用，则可采用静脉桥。因为冬眠心肌是存活的，当血运重建后 3 ～ 6 个月，该心肌细胞血流得到恢复后，功能也能逐渐改善乃至恢复正常。

而本病例患者的核素显像结果却让我们看到一种与上述观点相矛盾的现象。由于冠脉造影提示患者虽属多支病变，尽管术前核素心肌灌注 / 代谢显像提示心肌缺血面积较小，半定量分析结果提示左心室 EF 值在正常范围，临床还是根据冠状动脉多支病变选择了 CABG 治疗方法，且术后冠状动脉 CTA 示桥血管通畅。然而，该患者术后的核素显像却提示不但原心肌缺血范围较前无明显改善，反而出现左心室心尖段、下壁心尖段及间隔心尖段更大范围的心肌梗死。这是什么原因？术后多学科讨论推测可能与手术术式的选择有关，因为左前降支起始段的冠状动脉钙化严重，术中桥血管附着点处剥离范围扩大，造成该部位内膜损伤，血栓形成，从而引发该节段出现重度心肌缺血，以致发生心肌梗死。尽管术后早期行 CTA 示桥血管通畅，但随后的核素心肌显像却显示出现多节段心肌梗死。由此可见，对于术前核素显像提示小面积缺血这种非血运重建术的适应证者，难以获益于冠脉血运重建术。

本病例提示，作为无创性检查手段，核素心肌显像对于确诊为心肌缺血或存活心肌的冠心病患者血运重建术的适应证选择具有重要意义。另一方面，对于冠心病患者而言，无论是药物治疗，还是其他治疗方法，均可将核素心肌显像作为疗效评价的有效方法。

参考文献

［1］李芳兰，黄蕤，欧晓红，等.^{18}F-FDG PET 心肌代谢显像、GSPECT 心肌灌注显像和超声心动图评价心肌梗死患者左心室功能的对比研究［J］.生物医学工程学杂志，2015，5；1090-1095.

（周伟娜）

II. 心肌病变

病例 12　扩张型心肌病

病史及检查目的

患者女性，73 岁。主因"胸闷气促多汗 4 年，加重半年"就诊。患者 4 年前出现劳力后胸闷，其间多次进行超声心动图提示左心房室增大及左心室 EF 值进行性减低。半年前自觉症状加重，药物治疗后症状无明显改善。近期超声心动图检查示：左心房室增大，左心室收缩活动普遍减弱；左心室 EF 值为 27%；左右心室收缩射血时间差为 50 ms。患者 7 年前有子宫内膜恶性肿瘤手术史，术后紫杉醇类药物化疗史；有高血压病史、甲状腺功能减退病史。为进一步协助病因诊断行 ^{99m}Tc-MIBI SPECT/CT 心肌灌注与 ^{18}F-FDG PET/CT 心肌代谢显像（病例图 12-1）。

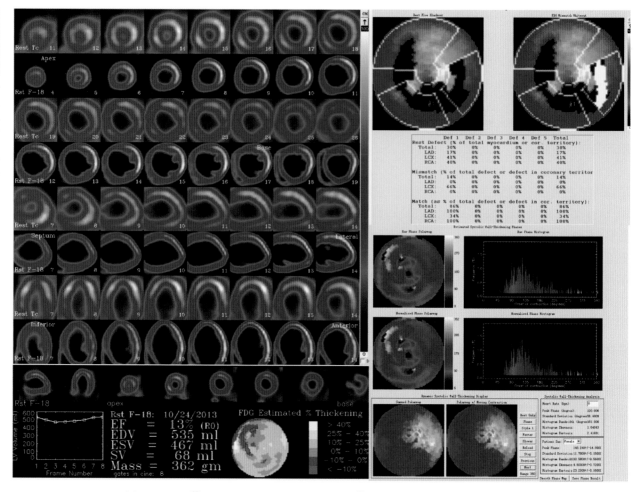

病例图 12-1　^{99m}Tc-MIBI SPECT/CT 心肌灌注 /^{18}F-FDG PET/CT 心肌代谢显像。

^{99m}Tc-MIBI 心肌灌注与 ^{18}F-FDG 心肌代谢显像

影像所见：左心室心腔明显扩大，室壁变薄；多节段室壁可见不均匀、散在分布的血流灌注减低区，上述区域均存在糖代谢；左心室 EF 值为 13%；基于门控心肌显像基础上的左心室同步性分析结果显示，左心室相位标准差为 56.5°，带宽为 181°。

检查意见：左心室心腔明显扩大，室壁变薄，多节段血流灌注减低，心肌存活，符合扩张型心肌病表现；左心室 EF 值明显低于正常范围；左心室收缩同步性差。

病例相关知识及解析

扩张型心肌病属于弥漫性的心肌病变，无冠状动脉病变，病理改变是心肌纤维的不均匀性肥大，散在性肌纤维退行性变，间质内灶性纤维化和心肌丝溶解，从而使心肌细胞功能和血供受到破坏，心内膜仅有轻微纤维瘢痕，但极少有透壁性坏死。因此，在核素心肌显像上呈现多节段、无规律、散在的放射性分布不均匀性稀疏改变，正常与异常相互交叉，即所谓花斑样改变。扩张型心肌病的另一个主要特征是表现为左右心室明显扩张，严重者可呈球样扩张，心肌壁明显不均匀性变薄。

扩张型心肌病会导致心力衰竭，而心脏再同步化治疗（CRT）通过左右心室的多点起搏，已经被证实可以使终末期心力衰竭患者受益，包括改善心力衰竭症状、活动能力和左心室功能[1]。左心室收缩同步性是预测 CRT 疗效的重要因素[2]。心脏彩色多普勒超声可以评价左心室收缩同步性，但是由于它的可重复性差，并不能完全满足临床需要去预测 CRT 疗效，此外，除了左心室收缩同步性，心肌瘢痕组织的部位及范围与左心室电极部位亦与 CRT 的疗效有关。门控 SPECT/CT 心肌断层显像可以通过相位分析技术（相位直方图的带宽和标准差）评价左心室机械活动的协调性，并可以得到多个心功能参数，如左心室活动协调性、心肌瘢痕组织部位和面积、最迟激活部位，因此在心力衰竭患者中可作为一种重要的、可重复的预测 CRT 疗效的临床检测手段[3]。

临床上扩张型心肌病需要与缺血性心肌病相鉴别。由于扩张型心肌病和缺血性心肌病的病理基础不同，在心肌灌注/代谢图像上表现亦有差异。扩张型心肌病主要表现为心室腔的扩大，室壁变薄，无规律、散在分布的放射性稀疏区，稀疏程度相对轻、范围小，不会出现较大范围的缺损区，左、右心室同时受累，左、右心室功能均明显降低，同时，弥漫性室壁运动减低为扩张型心肌病的特征性改变，少见无运动或反向运动。而缺血性心肌病主要显示为心肌灌注缺损和严重稀疏，受损心肌程度和范围大，其程度与患者心肌坏死、纤维化的严重性密切相关，以左心室增大为主，在心功能上以左心室功能受损为主，右心室较少受累；有局部室壁运动障碍常常提示缺血性心肌病，但缺血性心肌病常由于反复心肌梗死或缺血所致，病变范围常较广泛，当严重而广泛的心肌灌注受损时会出现类似于扩张型心肌病的弥漫性室壁运动障碍。根据以上特点，可区别大部分的扩张型心肌病和缺血性心肌病，但在少数患者中，这两种心肌病的核素心肌显像还是有重叠的表现。本例患者表现心室腔明显扩大、室壁普遍变薄及 EF 值明显低下，结合既往紫杉醇类药物化疗史及 4 年前即提示有左心房及左心室增大，EF 值减低，且本次基于门控心肌显像基础上的左心室同步性分析结果显示带宽及相位标准差明显增大，同步性极差，考虑符合扩张型心肌病表现。患者后行心脏再同步化-除颤（CRT-D）治疗，术后 1 年随访超声心动图提示心功能未进一步恶化。

参考文献

［1］Abraham WT. Cardiac resynchronization therapy. Prog Cardiovasc Dis，2006，48（4）：232-238.

［2］Abraham WT1，Fisher WG，Smith AL，et al. Cardiac resynchronization in chronic heart failure. N Engl J Med，2002，346（24）：1845-1853.

［3］张洁，石洪成 . 门控 SPECT 心肌灌注显像相位分析在心脏再同步治疗中的应用 . 中华核医学杂志，2011，31（2）：142-144.

（张洁）

病例 13　肥厚型心肌病

病史和检查目的

患者女性，84 岁，因反复胸闷气促 6 年，加重 1 年就诊。患者 6 年前出现阵发性胸闷气促，与活动有关，未规则服药治疗，症状反复；近 1 年运动耐量进一步下降，出现双下肢间歇性水肿，夜间需高枕卧位，并出现夜间阵发性呼吸困难。超声心动图检查：左心室壁增厚，左心房增大；主动脉瓣、二尖瓣钙化，LVEF 值为 55%。为协助诊断行 ^{99m}Tc-MIBI SPECT/CT 心肌灌注与 ^{18}F-FDG PET/CT 心肌代谢显像（病例图 13-1）。

^{99m}Tc-MIBI 心肌灌注与 ^{18}F-FDG 心肌代谢显像

影像所见：^{99m}Tc-MIBI SPECT/CT 心肌灌注显像示左心室心腔无明显扩大，左心室间隔明显增厚伴放射性摄取增强，其余左心室各壁未见明显显像剂稀疏缺损区；^{18}F-FDG PET/CT 心肌代谢显像提示左心室各壁心肌均存活，但间隔中部局灶性 ^{18}F-FDG 摄取减低；LVEF 值为 51%。

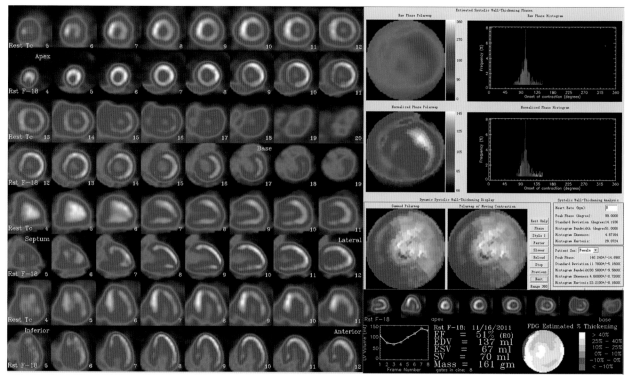

病例图 13-1 ^{99m}Tc-MIBI SPECT/CT 心肌灌注显像与 ^{18}F-FDG PET/CT 心肌代谢显像。

检查意见：心肌血流灌注显像示左心室间隔显像剂异常浓聚，代谢显像示间隔中部显像剂摄取减低，考虑为肥厚型心肌病；左心室 EF 值在正常范围内。

病例相关知识及解析

肥厚型心肌病（hypertrophic cardiomyopathy）的特征表现是心室肌呈不同程度肥厚，大部分心肌肥厚表现为不对称性肥厚，以室间隔肥厚最为多见和最为明显，间壁与下壁之比＞1.3，心室腔可缩小；尽管肥厚型心肌病心肌增厚以室间隔为主，也可以表现为多处室壁不同程度增厚，极少数表现为向心性对称性肥厚，个别可仅有心尖部心肌肥厚。有关肥厚型心肌病的发病机制尚不明确，有人认为与遗传和内分泌紊乱等因素相关。肥厚型心肌病患者容易因心肌肥厚而导致心脏舒张功能下降，久而久之可能会引起心室肌的重构，导致心脏扩大，诱发心力衰竭。此外由于心肌纤维化的形成，也会出现恶性心律失常，导致猝死。

肥厚型心肌病患者在核素心肌显像中可呈现散在的放射性分布稀疏、缺损区，这是由于肥厚型心肌病中存在散在的灶性纤维化病灶[1]。考虑到肥厚型心肌病是负荷心肌灌注显像的相对禁忌证，因此，本例患者行静息心肌灌注显像及心肌代谢显像来协助临床诊断。该患者核素心肌灌注显像显示左心室间隔增厚，是由于肥厚的心肌造成了显像剂分布的浓聚，但不一定代表心肌供血量的增加；而在糖负荷情况下 ^{18}F-FDG 心肌代谢显像中，左心室间隔并没有明显的显像剂异常聚集，反而显示为间隔中部显像剂分布不均匀的略稀疏，这可能是由于心肌微循环障碍所致[2]。当然，核素心肌显像不是诊断肥厚型心肌病的标准，需要结合临床症状、病史及其他相关检查才能得出肥厚型心肌病的诊断。

参考文献

［1］张凌，田月琴，袁建松，等．肥厚性心肌病患者核素心肌灌注／代谢显像的研究［J］．中国循环杂志，2011，26（6）：438-441.

[2] Ishiwata S, Maruno H, Senda M, et al. Myocardial blood-flow and metabolism in patients with hypertrophic cardiomyopathy—a study with carbon-11 acetate and positron emission tomography. Jpn Circ J, 1997, 61（3）: 201-210.

病例 14　心肌致密化不全

病史及检查目的

患者男性，37 岁，2 个月前于踢足球时突发晕厥，约 2 min 自行缓解，此后每遇情绪激动时均会出现上述症状，并间断出现左下肢水肿。查体：BP120/70 mmHg，心率 80 次 / 分，律不齐，早搏 8 次 / 分，心尖部可闻及 Ⅱ / Ⅵ级吹风样收缩期杂音。心电图：窦性心律，完全性右束支传导阻滞，频发室性多源性期前收缩。超声心动图：左心房、左心室增大，左心室心尖部发育异常，左心室心肌致密化不全，右心室增大，三尖瓣少量反流，左心室功能降低。超高速 CT(UFCT) 检查发现右心房、右心室和左心房、左心室增大，心室肌壁内可见多发突入心室内的粗大肌小梁，呈节段分布，排列紊乱；MRI 检查示心肌病可能性大（病例图 14-1）。为进一步明确患者的心肌受损情况，行两日法运动＋静息态 ^{99m}Tc-MIBI SPECT 心肌灌注显像。

运动＋静息心肌灌注显像

方法及影像所见：采取常规两日法运动＋静息心肌灌注显像。踏车运动到 Ⅴ级，运动时间为 14 分 36 秒，已达目标心率（基础心率 72 次 / 分，最高心率 159 次 / 分，基础血压 125/75 mmHg，最高血压 186/112 mmHg）。运动高峰时注射 ^{99m}Tc-MIBI，约 1 h 后行门控心肌灌注显像，获得左心室短轴、垂直长轴及水平长轴三断面的图像，结果示：左心室室腔大小正常，左心室不完整，左心室前壁中段、下壁心尖部、后间隔基底段、间隔心尖部及后侧壁中段可见不呈节段分布的显像剂摄取减低-缺损。静息心肌灌注显像上述心肌节段未见明显显像剂填充（病例图 14-2）。

检查意见：左心室室腔大小正常，左心室室壁不完整，左心室前壁中段、下壁心尖部、后间隔基底段、间隔心尖部及后侧壁中段不呈节段分布的显像剂分布稀疏-缺损，运动 / 静息显像匹配，结合病史，考虑以上部位心肌节段受损。

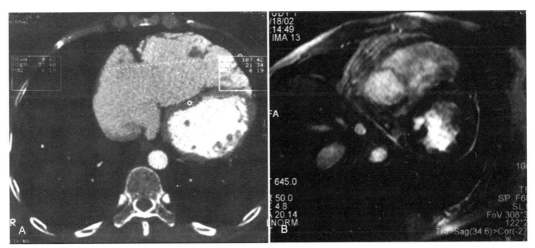

病例图 14-1　患者 UFCT（A）及 MRI（B）图像。

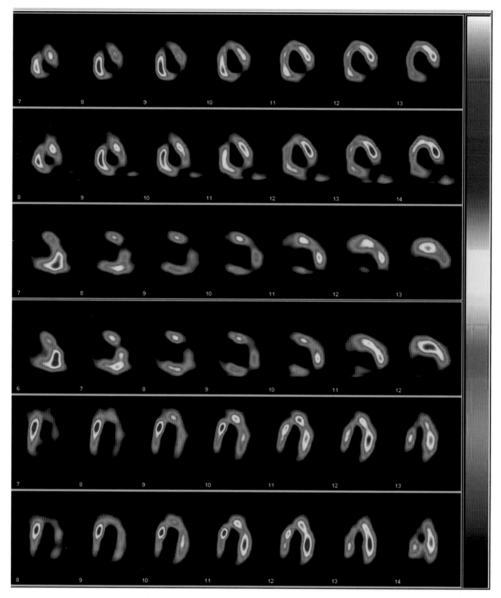

病例图 14-2 患者运动（奇数排）＋静息（偶数排）心肌灌注显像。

病例相关知识及解析

心室肌致密化不全（non-compaction of ventricular myocardium，NVM）是一种胚胎初期心内膜心肌的形态学发生受到限制，使发展中的肌小梁不能致密化导致心室发育不全的罕见先天性心肌病，具有家族遗传倾向。其病理学特征为过多突入心腔的肌小梁和与左心室腔交通且深陷的小梁间隙，累及左、右心室，致使心室收缩和舒张功能不全。心肌致密化不全的临床表现多种多样，从无症状到心律失常、由于心室收缩和舒张功能障碍产生的逐渐加重的充血性心力衰竭、心内膜血栓伴栓塞或发生猝死，其中充血性心力衰竭是心肌致密化不全最常见的就诊原因。

目前心电图、超声心动图、UFCT、心脏磁共振成像及核素显像等检查手段均可用于诊断心室肌致密化不全。心电图常表现为 T 波倒置、ST 段下移、心脏肥大、传导阻滞和心律失常等，但表现尚缺乏特异性且诊断效能较低。心室肌致密化不全极易与肥厚型心肌病和扩张型心肌病等心肌病相混淆。扩张型心肌病的超声心动图显示室腔内可见呈均匀性分布且突起的肌小梁，但腔内突起的肌小梁程度较轻，而心室肌致密化不全常会见典型深陷的肌小梁间隙；扩张型心肌病的左心室壁呈均匀性变薄，而心室肌致密化不全的左心室壁则呈厚薄不均。肥厚型心肌病与心室肌致密化不全均可见粗大突起的心室肌小梁，但肥厚型心肌病缺乏深陷的窦状隐窝。MRI可较好地弥补超声的不足，可在舒张末期更好地显示非致密与致密心肌的双层结构，但它与超声一样，目前对于心室肌致密化不全的诊断标准仍存在很大的争议性。CT的优势是可排除冠脉疾病或冠脉异常，定性及定量评价非致密化心肌，同时可对有除颤器或心脏再同步化治疗装置患者进行成像，弥补了MRI的局限性[1]。

心室肌致密化不全在核素心肌灌注显像上主要表现为病变部位的血流灌注减低[2]，一般不呈节段分布，酷似心肌炎的表现，确诊还需结合临床及其他影像学检查。因为该部位无血管发育，局部心肌供血通过突出的肌小梁直接从血池摄入。本例患者心肌血流灌注显像表现需与心肌梗死及心肌炎进行鉴别，仔细分析此患者的心肌灌注显像不完全呈节段性，且无明确的心肌梗死病史，结合UFCT及MRI综合考虑符合心室肌致密化不全心肌受损表现。

参考文献

［1］Zuccarino F，Vollmer I，Sanchez G，et al. Left ventricular noncompaction：imaging findings and diagnostic criteria.［J］. American Journal of Roentgenology，2015，204（5）：519-530.

［2］李燕，杨敏福，高晓津，等 . 孤立性左心室心肌致密化不全患者的心肌灌注显像研究 . 中华核医学与分子影像杂志，2014，34（5）：354-357.

（周伟娜）

病例15 肿瘤放疗所致心肌损伤

病史及检查目的

患者女性，65岁。1年前因"左侧乳腺癌"行左侧乳腺癌改良根治术，术后行左侧胸部放射治疗。1个月前在放疗过程中（第12次放疗后）开始出现心悸（窦性心动过速），随后（放疗20次）相继出现双下肢水肿、气短等症状。既往有高血压病史20余年，服用降压药可控制，否认冠心病家族史及其他心血管疾病史。对比放疗前、后检查发现：放疗前血常规白细胞（WBC）$4.2 \times 10^9/L$（参考值$3.5 \sim 9.5 \times 10^9/L$），中性粒细胞（NEUT）$2.5 \times 10^9/L$（参考值$1.8 \sim 6.3 \times 10^9/L$），放疗后WBC $3.3 \times 10^9/L$，NEUT $1.9 \times 10^9/L$；放疗前心电图示窦性心律，放疗后心电图示窦性心律，偶发室早；超声心动图检查在放疗前、后均未见异常，LVEF分别为65%及67%。为评估心肌血流灌注情况，分别于放疗前（病例图15-1）及放疗后（病例15-2）行^{99m}Tc-MIBI心肌血流灌注显像。

放疗前、后心肌血流灌注显像

方法及影像所见：放疗前、后均于静息状态下静脉注射^{99m}Tc-MIBI后行门控心肌灌注显像，图像经计算机重建处理后从心脏短轴、垂直长轴及水平长轴三个断面图像呈现。对照观察见：放疗前左心室室腔大小正常，左心室各室壁未见明显血流灌注减低区，左心室EF值为70%；基于门控心肌显像基础上的左心室同步性分析结果显示，左心室相位标准差为4.2°，带宽为43.5°。放疗后左心室前壁中段显像剂摄取稀疏，左心室EF值为80%；基于门控心肌显像基础上的左心室同步性分析结果显示，左心室相位标准差为2.9°，带宽为44.4°。

检查意见：左心室室腔大小正常，放疗后左心室前壁中段显像剂摄取稀疏为新增病灶，结合病史考

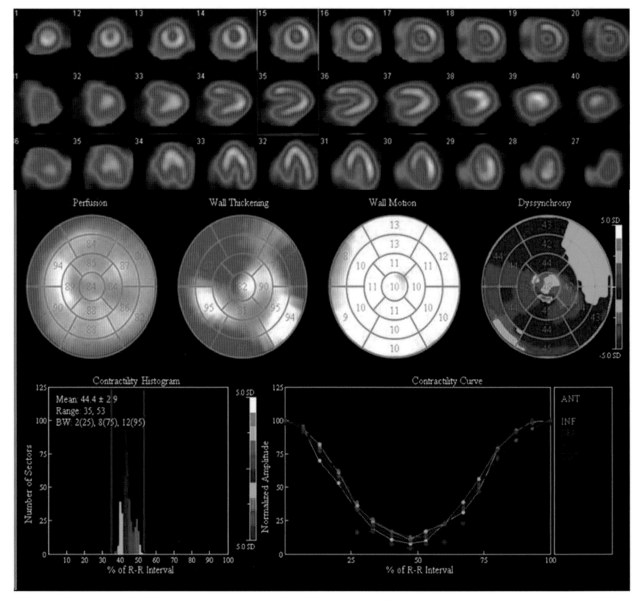

病例图 15-1 患者放疗前心肌血流灌注显像。

虑放疗所致心脏损伤可能性大；左心室 EF 值在正常范围内，收缩同步性好。

病例相关知识及解析

癌症发病率和死亡率的持续升高已成为全球性问题，随着放射治疗技术突飞猛进的发展，放射治疗的有效率也在逐渐提高，越来越多的恶性肿瘤患者均从中获益，而随之而来的放射治疗相关性并发症也日渐增加。心脏在胸部放射治疗过程中不可避免地受到放射线照射的影响，有可能导致不同程度的心脏损伤，较轻者可能会表现为心功能的降低、心电图的轻度异常，较重者则表现为急性心肌炎、心包炎，远期会导致心肌硬化、冠心病等，这些并发症统称为放射性心脏损伤或放射性心脏病（radiation-induced heart disease，RIHD）。Yarnold 及 Brotons 研究[1]表明，放射线所诱导的心肌损伤是微血管组织内皮细胞辐射的直接作用。Barjaktarovic 等[2]研究表明，RIHD 发病的初期即辐射诱导线粒体氧化代谢受损。近期有学者[3]发现，观察 RIHD 的超微结构，可见到线粒体液泡的变化。本例患者放疗前检查心电图、超声心动图及心肌血流灌注显像均未见异常，在放疗 12 次后患者出现窦性心动过速，放疗 20 次后相继

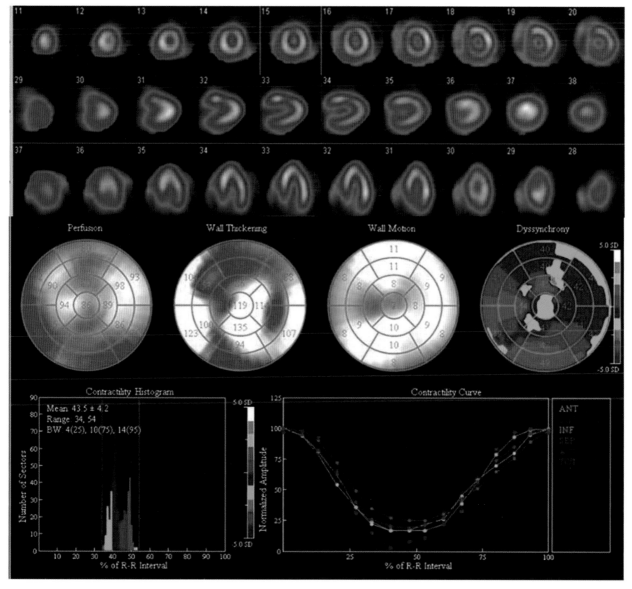

病例图 15-2　患者放疗后心肌血流灌注显像。

出现双下肢水肿、气短等症状，再次行心肌血流灌注显像示左心室前壁中段心肌血流灌注减低。结合患者的病史及放疗前后的心肌血流灌注图像，考虑可能与微血管损伤和线粒体损伤引起的辐射诱导心肌损伤有关，因其表现为节段性显像剂摄取减低，与缺血性心肌病无明显的鉴别界线，需要结合临床病史综合分析。

　　目前确诊放射性心脏损伤的金标准是心肌活检，因其高风险及有创性，临床开展较难。而临床常用的诊断方法包括以下几个方面。①血清监测标志物：心肌损伤标志物主要包括高敏肌钙蛋白、心肌酶等，对于诊断心力衰竭及心肌梗死有较高的敏感性和特异性。②心电图检查：心电图是反映心脏传导系统异常的敏感方法，也是监测心脏疾病的方法之一，放射损伤的心脏异常表现包括窦性心动过速/过缓、ST-T改变、QRS波低电压等。③超声心动图：超声心动图是监测心脏泵血功能的指标，其监测心脏损伤最常用的指标是左心室射血分数（LVEF），此外它还可提示射血容量变化、瓣膜改变、血流变化等。组织多普勒成像和心肌背向散射积分对于评价早期心脏损伤有一定意义。④常规影像检查：X线、CT及MRI是常用的监测放射性心脏损伤的影像学手段。X线的主要监测指标是心包积液，对于心脏的解剖学及血流动力学变化则无能为力；CT除可定位及定量心包积液外，可同时显示冠状动脉的钙化、狭窄等；MRI因其较高的空间分辨力，可以更早地发现心脏的解剖学异常及血流动力学异常。⑤核素显像：SPECT心肌血流灌注显像中显像剂摄取的多少与心肌血流灌注量呈正相关，对心肌缺血及坏死可以进行定位及定量分析，有研究[4]证实SPECT心肌血流灌注显像可较早检测出肿瘤放射治疗后心肌损伤，且损伤程度与心脏所受剂量呈正相关。

本病例仅展示了放射性心脏损伤的心肌灌注显像表现，值得注意的是，临床诊断放射性心脏损伤需密切结合患者病史，并将多种诊断技术综合运用。

参考文献

[1] Yarnold J，Brotons MC. Pathogenetic mechanisms in radiation fibrosis. Radiother Oncol，2010，97：149-161.

[2] Barjaktarovic Z，Schmaltz D，Shyla A，et al. Radiation-induced signaling results in mitochondrial impairment in mouse heart at 4 weeks after exposure to X-rays. PLoS One，2011，6：e27811.

[3] Rui Yan，Jianbo Song，Zhifang Wu，et al. Detection of myocardial metabolic abnormalities by 18F-FDG PET/CT and corresponding pathological changes in beagles with local heart irradiation，Korean J Radiol，2015，16（4）：919-928.

[4] Bulten BF，Verberne HJ，Bellersen L，et al. Relationship of promising methods in the detection of anthracycline-induced cardiotoxicity in breast cancer patients[J]. Cancer Chemother Pharmacol，2015，76（5）：957-967.

（周伟娜）

病例16 肿瘤化疗所致心肌损伤

病史及检查目的

患者女性，58岁，21个月前无明显诱因出现腰背部疼痛，且症状逐渐加重，体力活动受限，外院骨髓穿刺提示异常浆细胞大量出现，占60.5%，血IgG 84.70 g/L，诊断为"多发性骨髓瘤IgG λ 轻链型"，给予PDD（硼替佐米＋脂质体阿霉素＋地塞米松）化疗，至第七个疗程完成后复查骨髓穿刺活检，结果示浆细胞偶见，体积略偏大，胞质边缘不整，NAP阳性率20%，积分25分；5个月后复查免疫固定电泳示血浆（S）-IgG、S-λ 阳性，骨髓穿刺示幼浆细胞2.5%；随后于外院继续PDD方案化疗二程。患者否认高血压、冠心病、糖尿病病史。为了评估外院化疗疗效，于化疗前、后分别行 ^{18}F-FDG PET/CT 显像（病例图16-1）。

^{18}F-FDG PET/CT 显像

影像所见：与化疗前FDG PET/CT比较，化疗后PET/CT融合图像示：原全身骨骼病灶数目减少，显像剂摄取减低；此外，左心室呈不均匀性FDG高摄取（病例图16-2），以心尖部增高明显，SUVmax为4.0（前次SUVmax为1.8），但左心室外形未见明显扩大。

检查意见：原多发性骨髓瘤骨病灶较前明显改善；左心室不均匀性FDG高摄取，结合病史不除外化疗所致心脏毒性反应，建议临床进一步检查。

病史补充

经再次询问患者病史得知，化疗期间患者曾出现过心慌和气短症状，但近期症状缓解。其间查心电图发现窦性心动过速；超声心动图检查未见明显异常；实验室检查曾发现肌红蛋白、肌钙蛋白升高。

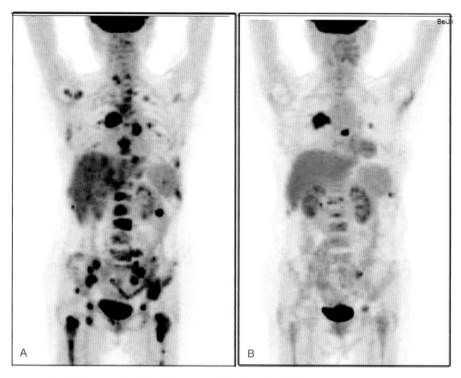

病例图 16-1　患者化疗前（**A**）和化疗后（**B**）^{18}F-FDG PET/CT MIP 图。

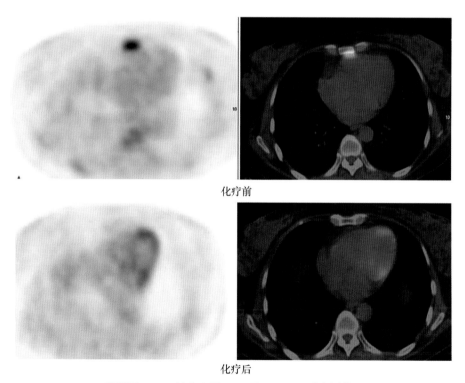

化疗前

化疗后

病例图 16-2　轴位心脏 PET 及 PET/CT 融合图像。

病例相关知识及解析

在 ^{18}F-FDG PET/CT 肿瘤显像中我们可以观察到心脏对 FDG 的摄取存在很大差异。乳头肌、左心室基底部以及后侧壁 FDG 摄取增加，通常为生理性摄取[1]。正常人群左心室后侧壁和基底部 FDG 摄取增加可能反映出心脏底物局部利用的生理性差异，即心肌室壁应力随着代谢需求的增加而增大[1]。正常动物心脏研究发现，室壁应力在前壁、侧壁和前壁乳头肌区域最大，提示该代谢模式为生理性改变。乳头肌局灶性活性增加也很常见，且易于识别，位于前侧壁和下侧壁。炎性病理性摄取见于房间隔脂肪瘤样肥厚、心包膜和心外膜下脂肪、心脏结节病、心内膜炎及心包炎等。若左心室心肌呈现遵循冠脉分布规律的 FDG 摄取异常，应考虑冠脉疾病所致心肌缺血的可能。恶性病理性摄取见于少见的原发性心脏肿瘤以及心脏转移性病灶，前者少见，后者常见于黑色素瘤、肺癌、乳腺癌、淋巴瘤等。在 ^{18}F-FDG PET/CT 显像过程中，如果心肌 FDG 生理性摄取过高，会影响病理性摄取的检测。因此，如果以检测心脏病理性摄取为主要目的时，应采取一些额外措施来抑制心肌的生理性摄取，如延长禁食时间（以＞18 h 为佳）、低糖高脂餐、静脉注射肝素等。

近年来，抗肿瘤药物治疗相关的心脏毒性已成为临床面临的一个巨大挑战。其中蒽环类药物的心脏毒性尤为显著，尽管它是一种非常有效的抗实体瘤和血液系统肿瘤的化疗药物，但可以导致严重的、累积和剂量依赖性的心脏毒性，表现为直接影响心脏的结构和功能，或加速原有心血管疾病的进展[2]。不仅是蒽环类药物，烷化剂类（如环磷酰胺）、抗微管系统药物（如紫杉醇）、蛋白酶体抑制剂（如硼替佐米）等均可导致心脏毒性的发生，只是累积剂量界值和心脏毒性的发生率存在差异[2]。如果多种化疗药物联合应用或联合放疗，可因交互作用加速、加重心脏毒性的发生[2]。心肌活检是确诊化疗性心肌损伤的诊断标准，但是有创且风险高而极难获得。此外，不同患者出现心脏毒性的临床症状时间点存在较大差异，为早期发现、早期干预心脏毒性进展带来困难。左心室射血分数（LVEF）评估左心室收缩功能成为目前接受抗癌治疗患者的常规程序，但是对早期心肌细胞的损伤检测并不敏感。有研究报道，多柔比星可通过影响心肌代谢导致心脏毒性进展[3]。正常的心脏能量代谢是保持心脏内环境稳定和组织结构不断更新的物质基础，对于维持心脏功能具有重要意义。心功能的损害必然伴随着心肌能量和底物代谢的改变，而后者的变化先于心功能的变化发生。

本病例中，患者否认高血压、冠状动脉粥样硬化性疾病病史，也没有出现胸痛、胸闷等提示心肌缺血的症状。两次显像中患者显像前的准备包括饮食方案、空腹间隔（分别为 16 h、14 h）、血糖水平（分别为 5.39 mmol/L、5.09 mmol/L）、注射 FDG 剂量（分别为 6.3 mCi、6.1 mCi）这些可能影响心肌葡萄糖摄取的因素均无显著差异。然而，由于 FDG 显像中心肌对 FDG 的摄取变异较大，同一患者复查时心肌摄取的变异也可较大，加之化疗后患者的肿瘤负荷显著减低，也可能会导致在机体相对恒定条件下心肌摄取 FDG 的相对升高。尽管在评估肿瘤化疗疗效的 PET/CT 检查中发现了心肌 FDG 高摄取的情况并不能判断存在化疗后的心肌损伤，但本病例为多发性骨髓瘤患者，曾接受多次 PDD（硼替佐米＋脂质体阿霉素＋地塞米松）方案化疗，化疗药物累积剂量较大，并且包含蒽环类（脂质体阿霉素）、蛋白酶体抑制剂（硼替佐米）以及烷化剂（环磷酰胺），其发生心脏毒性的风险显著上升。通过追问病史，发现患者有心肌受损的临床症状和实验室检查证据。此外，在 FDG PET/CT 显像中心尖部并不是常见的生理性摄取部位，因此，化疗后心肌 FDG 摄取增加，需考虑化疗药物引起心脏毒性反应的可能。

^{18}F-FDG PET/CT 全身显像是肿瘤诊断、分期和疗效评估的常规检查，具有早期监测心脏毒性发生的潜力。核医学医师在关注肿瘤的同时，不要漏掉心脏代谢的表现，从而为临床提供更多的信息，使患者获得最大收益。

参考文献

［1］Maurer AH，Burshteyn M，Adler LP，et al. How to differentiate benign versus malignant cardiac and paracardiac 18F FDG uptake at oncologic PET/CT. Radiographics，2011，31（5）：1287-305.

［2］Zamorano JL，Lancellotti P，Rodriguez Muñoz D，et al. 2016 ESC Position Paper on cancer treatments and cardiovascular toxicity developed under the auspices of the ESC Committee for Practice Guidelines：The Task Force for cancer treatments and cardiovascular toxicity of the European Society of Cardiology（ESC）. Eur J Heart Fail，2017，19（1）：9-42.

［3］Bauckneht M，Ferrarazzo G，Fiz F，et al. Doxorubicin effect on myocardial metabolism as a prerequisite for subsequent development of cardiac toxicity：a translational 18F-FDG PET/CT observation. J Nucl Med，2017，58（10）：1638-1645.

（王丽　杨敏福）

病例 17　应激性心肌病

病史及检查目的

患者女性，86 岁，主因"胸闷、憋气 5 天，持续胸闷痛、憋气、背痛 6 h"入院。患者 5 天前出现活动后胸闷、憋气，休息后可缓解，6 h 前晨起轻微活动后即感胸闷痛、憋气、背痛，持续不缓解。实验室检查发现肌酸激酶同工酶 6.540 ng/ml ↑，肌钙蛋白 I 0.04 ng/ml ↑；心电图检查示 $V_1 \sim V_6$ 导联 ST 段抬高，$V_1 \sim V_3$ 导联病理性 Q 波；超声心动图检查示心尖及前壁运动减低，LVEF 36%，三尖瓣少量反流，肺动脉高压（50 mmHg）；CT 肺血管造影（CTPA）提示肺动脉多发充盈缺损，考虑肺栓塞；冠脉造影提示冠脉未见有意义的狭窄；心脏 MRI 提示左心室前壁非透壁性损伤。为进一步明确诊断，行 99mTc-MIBI SPECT/CT 心肌血流灌注＋18F-FDG PET/CT 心肌代谢显像（病例图 17-1）。

心肌血流灌注＋代谢显像

检查所见：静息态 99mTc-MIBI SPECT/CT 心肌血流灌注显像见左心室广泛心尖部向外膨凸，显像剂

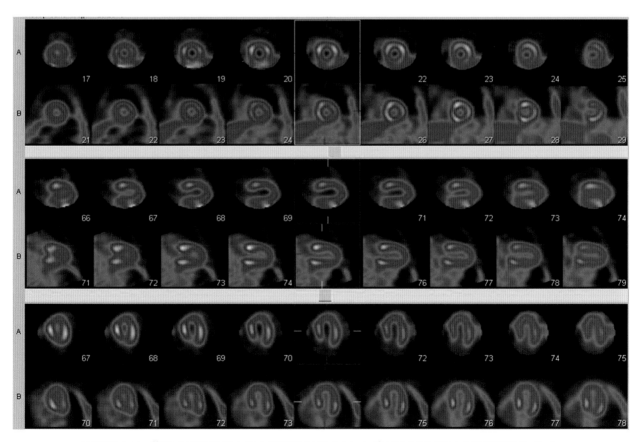

病例图 17-1　99mTc-MIBI 静息心肌血流灌注显像（**A**）＋18F-FDG PET/CT 心肌代谢显像（**B**）。

摄取减低，余各个室壁节段未见明显异常放射性分布；¹⁸FDG-PET/CT 心肌代谢显像中亦可见同样表现，呈心肌灌注 / 代谢基本匹配。¹⁸FDG-PET/CT 心肌代谢 QGS 软件分析结果（病例图 17-2）：舒张末期容积（EDV）60 ml，收缩末期容积（ESV）26 ml，LVEF 57%；左心室广泛心尖部运动明显减弱。

检查意见：左心室广泛心尖部血流灌注及代谢均受损，符合非透壁性心肌损伤改变；左心室整体收缩功能正常，LVEF 57%；室壁瘤形成倾向。

临床诊疗过程及随访

根据临床症状及检查结果，肺栓塞诊断明确，冠脉造影未见明显狭窄，初诊考虑矛盾性栓塞导致的心肌梗死可能性大，予低分子量肝素抗凝，逐渐转化为利伐沙班口服，检测 D- 二聚体逐渐恢复正常。同时给予强心、利尿、抗凝、调脂、控制心率等对症治疗。3 个月后入院复查心肌血流灌注＋代谢显像（病例图 17-3 和病例图 17-4），结果示：心肌血流灌注、代谢及室壁运动均未见明显异常；左心室舒张末期容积较前减小，LVEF 较前增加。经院内联合查房，最终诊断为：下肢深静脉血栓形成、慢性肺血栓栓塞症；应激性心肌病。

病例相关知识及解析

应激性心肌病（takotsubo cardiomyopathy），其主要特征为一过性心尖部室壁运动异常，呈气球样变。临床表现类似急性心肌梗死，但冠脉造影未发现有意义的狭窄，心室扩大及异常室壁运动具有可逆性，预后良好[1]。这种临床综合征有如下几个特征：①发病前存在严重的心理或生理打击；②急性胸痛，常伴随心电图的 ST 段抬高和（或）T 波倒置，可出现 Q 波，但随着病情改善而消失或好转；③左心室收缩功能异常，尤其是左心室中远段室壁运动异常，常造成心尖部球状扩张；④冠脉缺乏有意义狭窄；⑤心肌酶学多正常或轻微升高并与左心室受累程度不成比例[2]。

应激性心肌病的发病机制目前尚不明确，可能与儿茶酚胺过量、心肌葡萄糖和脂肪酸代谢紊乱、微循环功能障碍、冠脉痉挛、雌激素缺乏相关[3-4]。肾上腺素的偏向性激动和 β2 肾上腺素能受体

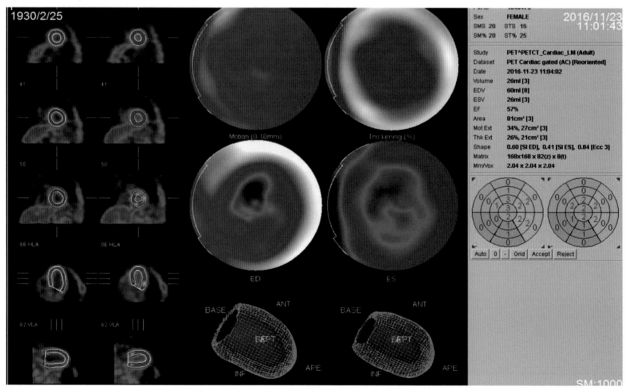

病例图 17-2 ¹⁸F-FDG PET/CT 心肌代谢 QGS 左心室功能半定量分析结果。

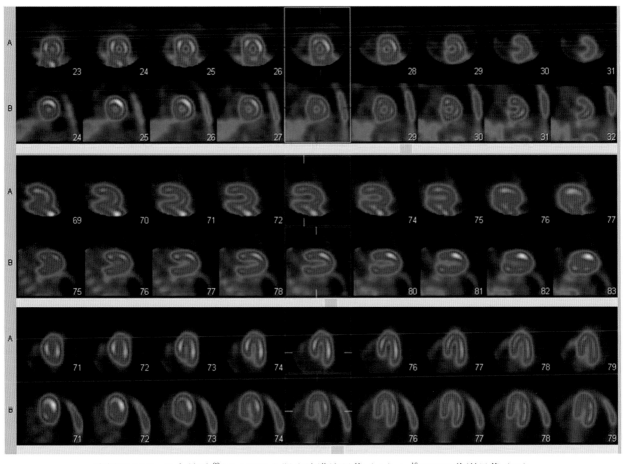

病例图 17-3　3 个月后 ^{99m}Tc-MIBI 心肌血流灌注显像（**A**）＋ ^{18}F-FDG 代谢显像（**B**）。

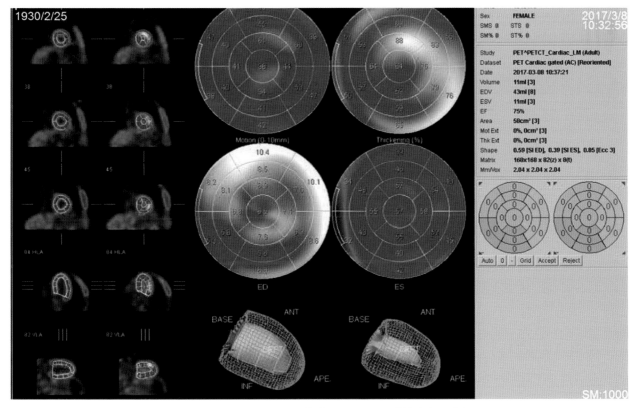

病例图 17-4　3 个月后心肌代谢 QGS 左心室功能半定量分析。

（β2AR）的心尖–基底梯度分布可以解释心尖部心肌顿抑：高水平的肾上腺素可以触发 β2AR 从刺激性 G 蛋白向抑制性 G 蛋白的信号转换，与基底段心肌相比，心尖部心肌的 β2AR 浓度更高，对刺激更敏感，最终导致心尖部顿抑[5-6]。

本报告老年女性患者，具有应激性心肌病的所有特征：①发病前躯体性应激（肺栓塞）；②心尖部室壁瘤，冠脉无有意义狭窄；③患者心肌酶轻微升高，与左心室受累程度不成比例；④心脏磁共振和 PET 心肌葡萄糖代谢显像两种检测心肌存活的方法都没有提示透壁性心肌坏死改变，而是非透壁性损伤；⑤治疗后短期（3 个月）复查，左心室血流灌注及代谢、室壁运动及左心室功能都恢复正常。

本病例患者的诊疗过程中核素心肌显像发挥了巨大的诊断价值，尤其是在治疗后随诊过程中对心肌病变的评估。应激性心肌病核素心肌显像与冠脉粥样硬化性心肌梗死表现不同：冠心病心肌梗死后，梗死区表现为灌注缺损，葡萄糖代谢表现为缺损或正常，提示心肌完全坏死纤维化或者存活但冬眠，冬眠心肌经过血运重建后功能可以恢复，但坏死心肌无法恢复。而应激性心肌病则不同，既往报道应激性心肌病在急性发作期内心肌血流灌注、心肌葡萄糖代谢、心肌脂肪酸代谢以及神经受体显像中均可表现为受损[7-8]，受累节段中匹配和不匹配均有可能出现，而且一般急性期后 2 个月，患者的血流灌注受损和代谢减低均可以完全恢复。考虑到应激性心肌病核素显像的多样性，容易与心肌梗死误诊，因此核素心肌显像的可逆性在本病的临床诊断中作用更大。

参考文献

［1］孙晓昕，何作祥．影像诊断在心肌病中的应用［J］．中华心脏与心律电子杂志，2015，3（03）：12-14.

［2］Sharkey S W，Lesser J R，Zenovich A G，et al. Acute and reversible cardiomyopathy provoked by stress in women from the United States［J］. Circulation，2005，111（4）：472-479.

［3］Lambert G，Naredi S，Eden E，et al. Monoamine metabolism and sympathetic nervous activation following subarachnoid haemorrhage：influence of gender and hydrocephalus［J］. Brain Res Bull，2002，58（1）：77-82.

［4］Mori H，Ishikawa S，Kojima S，et al. Increased responsiveness of left ventricular apical myocardium to adrenergic stimuli［J］. Cardiovasc Res，1993，27（2）：192-198.

［5］Hernandez-Pampaloni M，Keng F Y，Kudo T，et al. Abnormal longitudinal, base-to-apex myocardial perfusion gradient by quantitative blood flow measurements in patients with coronary risk factors［J］. Circulation，2001，104（5）：527-532.

［6］Gopalakrishnan P，Zaidi R，Sardar M R. Takotsubo cardiomyopathy：Pathophysiology and role of cardiac biomarkers in differential diagnosis［J］. World J Cardiol，2017，9（9）：723-730.

［7］Obunai K，Misra D，Van Tosh A，et al. Metabolic evidence of myocardial stunning in takotsubo cardiomyopathy：a positron emission tomography study［J］. J Nucl Cardiol，2005，12（6）：742-744.

［8］Ghadri J R，Dougoud S，Maier W，et al. A PET/CT-follow-up imaging study to differentiate takotsubo cardiomyopathy from acute myocardial infarction［J］. Int J Cardiovasc Imaging，2014，30（1）：207-209.

（孙晓昕 李薇 王雅雯）

病例 18　川崎病心肌损害

病史及检查目的

患者男性，16 岁。1 年前突发心前区疼痛，向背部放散，伴大汗及头晕，持续数小时，当时当地医院心电图示 Ⅱ、Ⅲ、aVF 及 V₇ 导联 ST 段抬高，实验室检查发现心肌酶升高，诊断为急性下壁、后壁心肌梗死，给予溶栓治疗后症状好转。近半年常有心前区疼痛发作，性质同前。1 周前出现发热（体温最高 38.5℃）伴心前区疼痛，持续约半小时。本次入院查体：BP120/80 mmHg，P76 次 / 分，双肺未闻及啰音，心率 78 次 / 分，律齐，心界不大，A2＞P2，各瓣膜区均未闻及杂音；球结膜充血，咽部充血；肝、脾未触及；双侧手掌发红且可见散在红色皮疹，压之无褪色。心电图检查示下壁、后壁心肌梗死。X 线平片见主动脉结宽，肺动脉段平，心胸比例 0.47。超声心动图：各房室内径正常，左心室下后壁运动幅度低平，LVEF 54.1%。冠脉造影提示：RCA 及 LCX 呈囊袋状扩张性改变，LAD 未见异常（病例图 18-1）。临床为进一步评估心肌受损情况行运动负荷与静息心肌灌注显像。

运动负荷与静息心肌血流灌注显像

方法及影像所见：采用常规两日法运动＋静息心肌灌注显像。踏车运动到Ⅶ级，运动时间为 19 分 11 秒，已达目标心率，基础心率 82 次 / 分，最高心率 182 次 / 分，基础血压 120/75 mmHg，最高血压 195/110 mmHg。运动高峰时注射 ^{99m}Tc-MIBI，约 1 h 后行门控心肌灌注显像，获得左心室短轴、垂直长轴及水平长轴三断面的图像。结果示左心室室腔大小正常，左心室轮廓不完整，左心室下壁心尖段、下壁中段、前侧壁中段、前侧壁基底段、后侧壁中段及后侧壁基底段显像剂摄取稀疏-缺损区。次日行静息心肌血流灌注显像，见上述稀疏区部位无明显显像剂填充。左心室下壁心尖段、下壁中段、前侧壁中段、前侧壁基底段、后侧壁中段及后侧壁基底段负荷 / 静息心肌显像匹配，结合病史，提示以上节段心肌受损符合川崎病表现（病例图 18-2）。

病例相关知识及解析

川崎病（Kawasaki disease，KD）又称皮肤黏膜淋巴结综合征（MCLS），是一种原因不明、婴幼儿发病率较高的疾病，可表现为长期发热、皮疹、颈部非脓性淋巴结肿大、眼睑结膜及口腔黏膜充血等，更易累及心血管系统。因其病因未明，存在很多假说，例如与遗传基因、感染等有关的假说。KD 的病理改变是急性期以微血管炎和全心炎为主，亚急性期主要以中等动脉坏死性血管炎为主，冠脉常受累，管壁各层均有炎性细胞浸润，易形成动脉瘤和瘤内血栓，可导致缺血性心脏病、心肌梗死，甚至猝死。既往研究证实[1]，川崎病各期均可能存在不同程度的冠脉损伤和心肌缺血。

用于诊断川崎病的影像学方法较多。临床上用作 KD 随访的常规项目的是心电图和超声心动图。KD 在心电图上的异常表现包括 T 波低平或倒置，ST 段抬高或压低，QRS 波幅减低，PR 间期延长等。超声心动图具有操作简单、方便且无创，可多次反复操作等优点。血管内超声可以直接观测冠脉血管壁的病理变化，发现内膜增厚、钙化、中膜组织结构改变及血管内壁形态等一些细微的病理变化。对于血

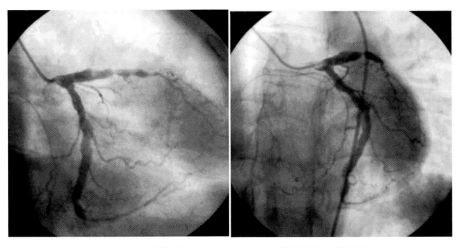

病例图 18-1　冠脉造影示 RCA 及 LCX 呈囊袋状扩张性改变。

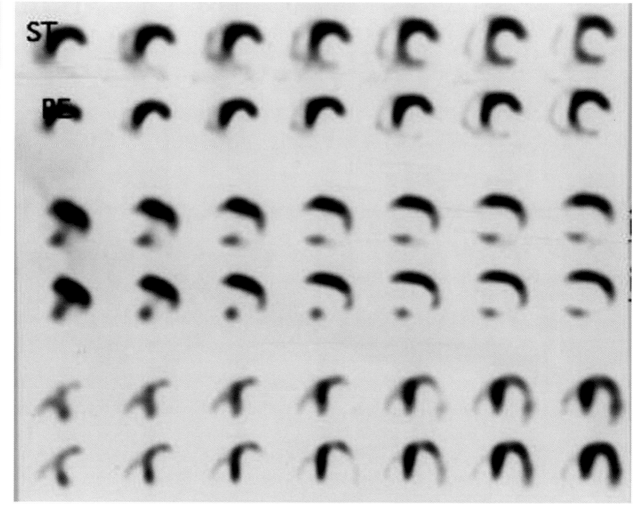

病例图 18-2 患者运动负荷（奇数排）与静息（偶数排）心肌血流灌注显像。

管内超声的操作技术要求较高，连同它对冠脉狭窄和冠脉远端病变显示不理想及其有创性等方面，使得其临床应用受到了一定的限制[2]。冠脉造影被认为是诊断冠脉病变的"金标准"，它可较直观地显示冠脉管腔的解剖结构，诊断冠脉的管腔狭窄及闭塞等。但冠脉造影对于冠脉内膜及管壁的病理改变检查效果较差，它不能很好地显示冠状动脉瘤消退部位的动脉管壁发生的内膜增厚和中膜纤维化。又因其创伤性及辐射损伤等缘故，故临床较少将冠脉造影用于 KD 的随访。在显示冠脉管腔方面，MRI 血管造影术（MRA）与冠脉造影贡献相仿。MRA 是一种无创性检查，它可以较直观地观测冠脉血管壁的组织结构，也有学者认为 MRA 可取代冠脉造影。但在显示心肌方面核素心肌灌注显像较 MRA 略有优势。

核素心肌血流灌注显像已广泛用于小儿心肌病变的探索，它是一种可直接评价心肌缺血的程度及范围的无创性诊断缺血性心脏病的有效方法。有学者[1]研究冠脉造影提示正常的 KD 随访对象，SPECT 负荷心肌血流灌注显像常显示异常。其原因可能与冠脉动力性狭窄或冠脉远端小血管闭塞、心肌微循环障碍有关。KD 相对于心肌缺血及心肌梗死临床发病率较低，在心肌血流灌注显像上表现出一些特点，但不特异。KD 的心肌血流灌注显像表现与心肌缺血及心肌梗死的表现均有相似之处。需进一步结合临床及其他影像学特点来鉴别。

本例患者采用的是核素心肌血流灌注显像来评价心肌损伤。单纯从核素显像的图像上表现为左心室下壁心尖段、下壁中段、前侧壁中段、前侧壁基底段、后侧壁中段及后侧壁基底段显像剂摄取稀疏-缺损的特点来看，极易与心肌梗死合并心肌缺血相混淆，再结合病史及冠脉造影等表现，考虑为川崎病心肌受损。目前任何一种影像学手段在评价川崎病方面均有其局限性，应结合临床，联合各种影像学手段综合考虑。本病例给予临床工作的启示为核素心肌灌注显像表现为显像剂稀疏-缺损的图像不全为心肌缺血或心肌梗死，要结合临床病史及其他影像学手段在鉴别诊断中排除川崎病的可能。

参考文献

［1］Fu YC，Kao CH，Hwang B，et al .Discordance between dipyridamole stress Tc-99m sestamibi SPECT and coronary angiography in patients with Kawasaki disease［J］.J Nucl Cardiol，2002，9（1）：41-46.

［2］王晓燕 . 超声心动图对小儿川崎病冠状动脉病变的研究价值［J］. 影像研究与医学应用，2018，16（2）：122-123.

（周伟娜）

III. 其他心脏疾病

病例 19　¹⁸F-FDG 显像中心房颤动所致异常表现

病史及检查目的

患者男性，75 岁，主因"劳力性胸闷气短 2 年，加重伴咳嗽、咳痰 4 个月"就诊。既往多次外院治疗，诊断"冠状动脉粥样硬化性心脏病"，行冠脉左前降支、回旋支支架植入术。4 个月前于室内稍有活动时即出现胸闷、气短情况，并伴有咳嗽、咳痰，当地医院胸部 X 线片提示双侧胸腔积液，行胸腔穿刺引流治疗上述症状无明显好转。既往高血压病史 30 年，无糖尿病病史。入院后心电图检查发现心房颤动（房颤）；动态红细胞沉降率（ESR）30 mm/h，N 末端-脑钠肽前体 3007 pg/ml；超声心动图提示：双心房增大，二尖瓣及三尖瓣反流（轻度），升主动脉增宽，肺动脉收缩压轻度增高。腹部 CT 示腹膜后多发结节。为进一步明确病变性质，行全身 ¹⁸F-FDG PET/CT 检查。

¹⁸F-FDG PET/CT 检查

方法及影像所见：禁食状态下静脉注射 ¹⁸F-FDG，60 min 后行全身 PET/CT 扫描。体部扫描结果略。心脏影像示双心房增大，右心房壁显像剂摄取呈弥漫、不均匀性增高，最高 SUVmax4.4，左心室乳头肌可见生理性摄取。双心房增大，右心房壁代谢活性增高，结合病史考虑与心房颤动相关（病例图 19-1）。

病例相关知识及解析

¹⁸F-FDG 显像已经越来越多地用于评价心血管炎症、感染和缺血性疾病。在常规的 PET/CT 肿瘤显像中，正常情况下禁食后心肌的生理性摄取被抑制，心房几乎不会看到摄取。少数患者可以见到心房的摄取，其中最常见的原因就是心房颤动[3]（病例图 19-2），另外还可见于三尖瓣反流等其他右心房受累疾病。

心房颤动（房颤）是一种多病因疾病，既可以继发于冠心病、高血压等疾病，也有不能明确病因的"特发性房颤"，但是房颤的发生和持续过程中存在着一些共同的病理特征，包括心房的炎症、纤维化、

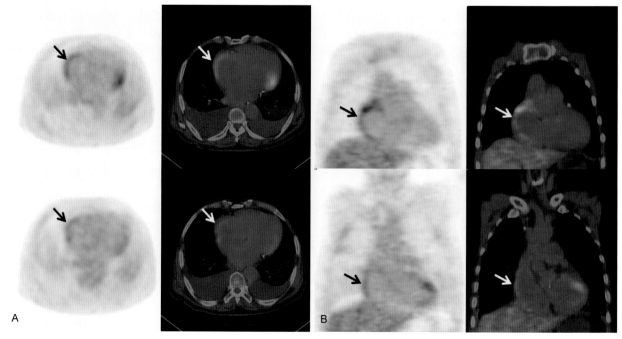

病例图 19-1　¹⁸F-FDG PET/CT 横断位（**A**）及冠状位（**B**）图示右心房壁代谢活性增高（箭头示）。

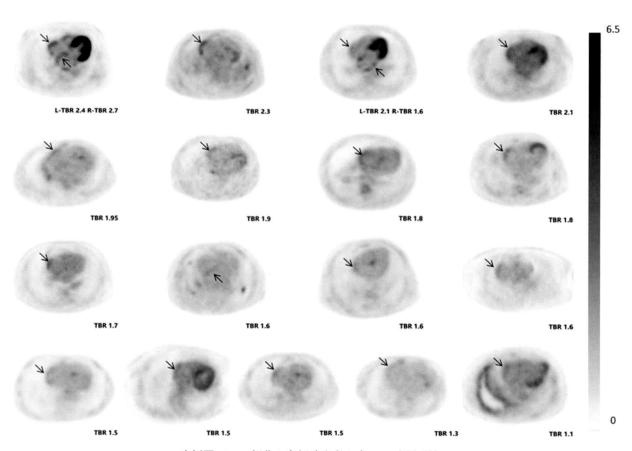

病例图 19-2　部分心房颤动患者心房 FDG 摄取增加。

缺血等[1]。其中，炎症是房颤重要的病理特征之一，房颤患者和动物模型的心房组织活检中都发现有显著的炎症细胞浸润，房颤患者的血液循环中炎症因子增高，房颤患者心外膜脂肪组织的活性增高，而心脏局部脂肪组织的炎性反应与房颤的发生密切相关[2]。因此，房颤患者心房 FDG 摄取增高有可能与炎症相关。

房颤时心房 FDG 摄取增高也有可能与其他因素相关。心肌缺血会导致房颤的发生，那么对于有冠脉硬化性心脏病的患者，有可能会出现房颤，同样的，房颤的发生也会导致心房心肌细胞缺血[3]，但是心房缺血是否会导致心房 FDG 摄取增高，目前尚未可知。研究提示，房颤会导致心房容积的增加，而心房容积与心房内压力有关，心房内压力的增加可能会导致心房 FDG 摄取的增加[4]。在日常工作中，PET/CT 检查主要作为肿瘤及全身性疾病的检查手段，但是在肿瘤和全身性疾病患者中，心房 FDG 摄取增高的患者并不罕见，发现并报告这些异常，可以为临床提供更多信息。

参考文献

[1] Yamashita T，Sekiguchi A，Iwasaki Y K，et al. Recruitment of immune cells across atrial endocardium in human atrial fibrillation［J］. Circulation Journal，2010，74（2）：262-270.

[2] Mazurek T，Kiliszek M，Kobylecka M，et al. Relation of proinflammatory activityof epicardial adipose tissue to the occurrence of atrial fibrillation［J］. American Journal of Cardiology，2014，113（9）：1505-1508.

[3] Sinno H，Derakhchan K，Libersan D，et al. Atrial ischemia promotes atrial fibrillation in dogs［J］. Circulation，2003，107（14）：1930-1936.

[4] Xie B，Chen BX，Wu JY，et al. Factors relevant to atrial ^{18}F-fluorodeoxyglucose uptake in atrial fibrillation［J］. J Nucl Cardiol，2020，27（5）：1501-1512.

（陈碧希　王丽　杨敏福）

病例 20　[18]F-FDG PET/CT 诊断心包炎

病史及检查目的

患者女性，58 岁，主因"咳嗽、咳痰伴胸闷气短 3 月余，左侧胸痛 3 天"就诊。患者 3 个月前着凉后出现咳嗽，咳痰症状，痰量多，为白色黏痰，不易咳出，伴胸闷、气短，活动后及夜间症状为著，伴盗汗。期间曾在外院就诊，诊断为"双侧胸腔积液"，并行右侧胸腔穿刺抽液术 7 次（自述每次抽出胸腔积液约 500 ml）。3 天前，患者无明显诱因出现左侧胸痛。实验室检查示：结核杆菌抗体试验 / 金标法阴性；C 反应蛋白 1.77 mg/ml（参考值 0 ～ 0.8 mg/ml）；肿瘤标志物糖链抗原 CA125 263.4 U/ml（参考值 0 ～ 35.00 U/ml）、鳞状上皮细胞抗原 2.4 ng/ml（参考值 0 ～ 1.50 ng/ml）、神经元特异性烯醇化酶 19.42 ng/ml（参考值 0 ～ 16.3 ng/ml）；糖化血红蛋白 8.3%（参考值 4% ～ 6%）；N 末端-脑钠肽前体 521.10 pg/ml（参考值 0 ～ 142.00 pg/ml）。为明确病因，行 ^{18}F-FDG PET/CT 检查（病例图 20-1）。

^{18}F-FDG PET/CT 检查

影像所见：体部显像中见心包积液，心包多发局限性增厚伴 FDG 摄取增高，SUVmax 5.3；纵隔及双侧肺门多发 FDG 摄取增高淋巴结，SUVmax 5.2；双侧胸腔亦可见积液，同时伴胸膜多发局限性增厚，但均未见明显 FDG 摄取；右肺中叶、下叶肺不张，左肺体积减小；左肺上叶多发斑片及索条影，FDG 摄取均未见明显异常；左肺下叶钙化灶；腹盆腔积液，腹膜区可见 FDG 摄取弥漫、不均匀性增高，SUVmax 2.5。

检查意见：上述改变均考虑炎性改变，结核性感染可能性大。

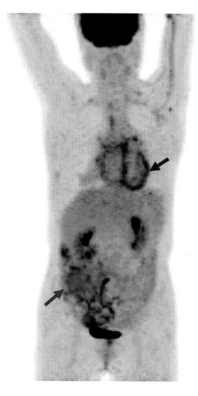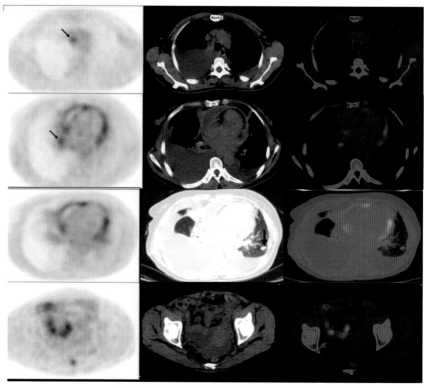

病例图 20-1 患者 ^{18}F-FDG PET/CT 显像。

最终临床诊断

患者随后行壁层胸膜组织活检，组织病理学检查见纤维组织增生，慢性炎细胞浸润，可见类上皮细胞构成的肉芽肿结构。肉芽肿性炎更支持结核性胸膜炎。特殊染色未查见特异性病原体。结合该病理结果，考虑该患者为结核感染，后经规范化抗结核治疗后，患者痊愈。

病例相关知识及解析

心包炎（pericarditis）是指心包因细菌、病毒、自身免疫、物理、化学等因素而发生急性炎性反应和渗液，以及心包粘连、增厚、缩窄、钙化等慢性病变。引起心包炎的病因包括感染性的（细菌和病毒等）和非感染性的（系统性炎性疾病、肿瘤和物理、化学损伤等）。在发展中国家主要是结核杆菌感染引起的结核性心包炎，而发达国家则是病毒感染引起的特发性心包炎。结核性心包炎在肺结核患者中约占 1% ～ 2%。结核性心包炎多表现为全身的症状和体征，如咳嗽（94%）、呼吸困难（88%）、胸痛（76%）、发热（70%）、夜间盗汗（56%）、端坐呼吸（53%）和体重减轻（48%）。病毒性心包炎是急性心包炎的最常见类型，多有急性胸痛和心电图改变等急性心包炎的典型表现。病毒性心包炎通常预后较好，在大多数情况下是自限性的，很少发展为心脏压塞或缩窄性心包炎[1]。

心包炎的典型影像学表现为心包增厚和心包积液。常见类型心包炎的鉴别诊断需结合患者的临床病史以及心包 FDG 的摄取特点[2]。如结核性心包炎多有结核感染史，患者心包增厚、心包积液，PET/CT 显像中增厚的心包呈弥漫性或多灶性 FDG 摄取显著增高，同时纵隔和锁骨上常多发 FDG 摄取明显增高的肿大淋巴结；病毒性心包炎多有病毒感染的病史（如近期有感冒症状），心包 FDG 摄取呈弥漫性或局灶性轻-中度增加，与结核性心包炎相比，代谢活性增高的纵隔和锁骨上淋巴结数量较少，且摄取 FDG 的程度相对较低，此外心包厚度变化不明显；对于放疗诱发的心包炎来说，心包 FDG 摄取呈弥漫性增高，而不是局灶性或结节样增高，且心包代谢活性增高的部位和受照射的部位一致；化疗引起的心包炎少见，心包 FDG 摄取表现不均匀性增高，近期高剂量化疗病史是诊断化疗性心包炎的重要线索。对于心包恶性肿瘤来说，无论是原发性还是继发性心包恶性肿瘤，通常表现为心包局灶性 FDG 摄取增高的占位性病变，而弥漫性的心包 FDG 高摄取在心包肿瘤性病变中并不常见（病例图 20-2）。

本例患者以胸部症状为主要临床表现，并多次抽出大量胸腔积液，^{18}F-FDG PET/CT 显像除显示双侧胸膜多发局限性增厚、胸腔积液外，还发现心包积液，心包多发局限性增厚伴代谢活性增高，纵隔及双侧肺门多发代谢活性增高的淋巴结，腹盆腔积液，腹膜区代谢活性弥漫性增高。结合患者夜间盗汗的症状，应考虑到结核性多浆膜腔积液的可能。其中心包及腹膜代谢活性增高，考虑结核活动期。从本病例不难看出 ^{18}F-FDG PET/CT 在心包炎诊断与鉴别诊断中的作用。

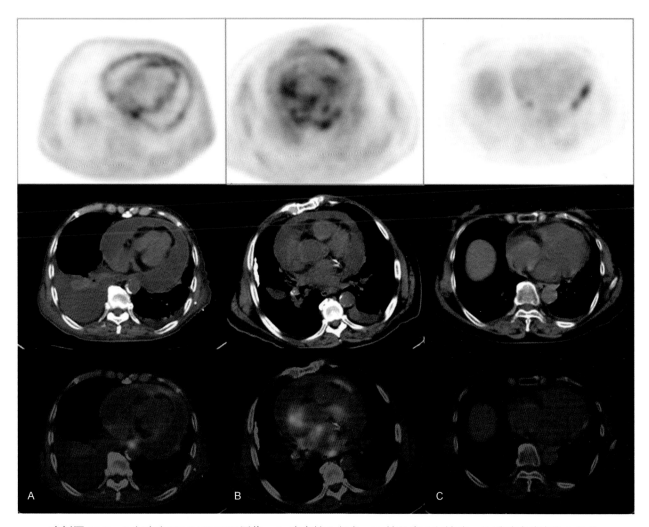

病例图 20-2　心包病变 FDG PET/CT 图像。**A**.病毒性心包炎；**B**.结肠癌心包转移；**C**.乳腺癌放疗性心包炎。

参考文献

［1］Imazio M，Gaita F，LeWinter M. Evaluation and treatment of pericarditis：A systematic review. JAMA，2015，314：1498-1506.

［2］Dong A，Dong H，Wang Y，et al.（18）F-FDG PET/CT in differentiating acute tuberculous from idiopathic pericarditis：preliminary study. Clin Nucl Med，2013，38：e160-165.

（席笑迎　王丽　杨敏福）

病史及检查目的

患者女性，29 岁。主因咳嗽 10 天，伴气促 1 周来诊。患者 10 天前无明显诱因出现咳嗽，咳少量稀白痰，咳嗽时伴有剑突下疼痛，呈压榨感，可自行缓解。后逐渐出现胸闷、气短症状。胸部 CT 平扫发现心包大量积液，双侧少许胸腔积液，并双肺膨胀不全；超声心动图亦提示心包积液。入院后行心包积液穿刺，抽出 420 ml 暗红色不凝血液，PPD（－），涂片见少许组织细胞，未见癌细胞。既往身体健康，职业为办公室职员，无特殊接触史，无肿瘤家族史，一年前足月顺产一健康婴儿。临床以血性心包积液，肿瘤待排，申请 FDG PET/CT 检查（病例图 21-1）。

FDG PET/CT 检查

检查方法：患者检查前常规方法执行低碳水化合物（低于 5 g）、高脂（＞35 g）、高蛋白饮食，连续两餐后，空腹 4 h 以上，以抑制心肌的生理性 FDG 摄取。该患者 FDG 注射前血糖为 5.0 mmol/L；患者静脉注射 FDG 15.2 mCi，60 min 后使用 Siemens Biography16 PET/CT 成像设备先行体部 PET/CT 扫描，扫描结束后，行同床位胸部 CT 增强扫描，碘造影剂用量 90 ml，注射速度 2.5 m/s。

影像所见：FDG PET/CT 显像见心包大量积液，弧形液体影最宽处约 3.1 cm，心包膜不均匀增厚，多处增厚心包可见 FDG 药物摄取稍增高，SUVmax 2.2。邻近右房室沟右心房与心包间见一软组织结节，大小约 2.8 cm×3.0 cm×2.8 cm，边缘较光整，与心包关系密切，内部密度欠均匀，平扫 CT 值约 42 Hu，增强扫描早期及晚期病灶周边呈明显强化，CT 值约 118 Hu，内见小片状无强化区域，病灶后缘明显强化区域 FDG 药物浓聚，SUVmax 5.5 cm。心肌整体显影程度与纵隔血池相同。扫描野内其他区域未见

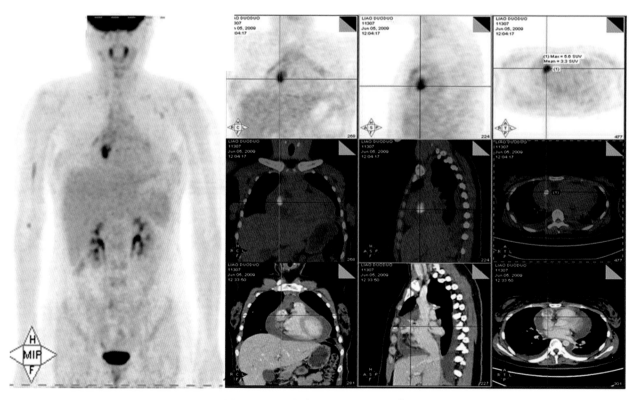

病例图 21-1　患者 FDG PET/CT 图像。

明显异常 FDG 摄取或结构改变。

检查意见：右心房前外缘心包腔异常高代谢软组织结节，与壁层心包及右心房关系密切，后缘明显强化，考虑心包或右心房来源恶性肿瘤性病变；心包多处不均匀增厚处糖代谢略增高，考虑心包内小转移灶可能；心包大量积液。

最终临床诊断

患者随后进行了肿瘤切除术。术中右心房游离壁见直径约 3 cm 出血坏死肿物，侵入右心房腔内并与壁层心包紧密粘连。术后病理：右心房及心包血管肉瘤，弥漫浸润于心房横纹肌间并局灶累及心包纤维组织。虽然术后病理没有提及心包转移，但患者术后第 4 个月超声提示心包内复发，转移。

病例相关知识及解析

原发性心脏肿瘤罕见，发病率为 0.02% ～ 0.056%。心脏肿瘤中良性多于恶性，约 2/3 原发心脏肿瘤为黏液瘤[1]。而在原发心脏恶性肿瘤中，以各种肉瘤最为多见，且预后不佳，近年的临床实践中虽没有大病例量的统计，但我国及世界各国均报告发病率有上升趋势，原因不明。临床实际中，发生于心脏的恶性肿瘤以原发于心脏的淋巴瘤或远处淋巴瘤侵犯心脏更多见（病例图 21-2）。此外，随着医学技

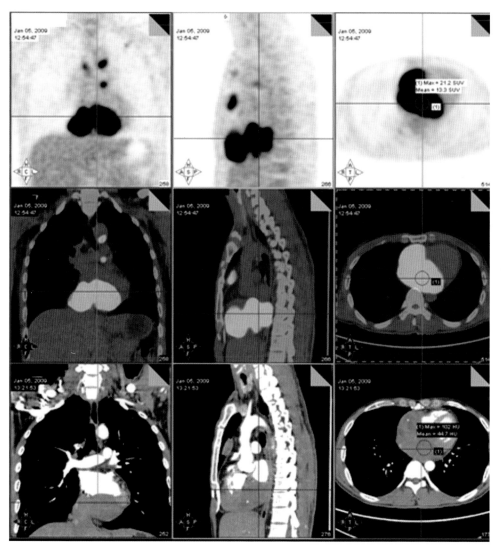

病例图 21-2　弥漫大 B 细胞淋巴瘤累及心脏。

术的进步，恶性肿瘤患者的生存期延长，肿瘤的心脏转移或直接侵犯的情况在临床上也越来越常见（病例图 21-3）。根据文献报道，转移性心脏肿瘤发现率高于原发心脏肿瘤 100～1000 倍。PET/CT 作为一种全身广范围、敏感的显像技术，对识别心脏的原发和继发肿瘤具有重要的作用。本病例为年轻女性，以血性心包积液来诊，需鉴别肿瘤、结核、炎症等。FDG-PET 以鲜明的病灶与周围组织的对比度，易于发现并判别原发性与继发性。而在 PET/CT 诊断过程中，应充分发挥同机 CT 的诊断作用，对病灶的定位及定性诊断均有帮助。

目前 PET/CT 设备中配置的 CT 设备越来越高端，如何更好地挖掘 CT 的诊断性能，是发挥 PET/CT 复合影像设备潜力、服务于临床诊断治疗需要的重要一环。PET/CT 检查过程中，应根据患者的临床情况考虑添加 CT 增强扫描，以补充更多的影像诊断信息。本病例患者 CT 增强扫描是在完成 PET/CT 扫描后，患者在检查床上不动，直接从预先留置的套管针进行碘造影剂注射（备注：FDG 也是通过留置针注射的，患者仅接受一次穿刺，提高了患者的依从性并使检查流程快速而顺畅）。同机 CT 增强，即一站式 PET/CT 扫描对病灶的定位非常有帮助，病灶明显强化提示肿物血供丰富。可从 FDG 高代谢和病灶供血双重角度提示恶性肿瘤。

由于心肌的糖代谢摄取复杂多变，最大限度地显示心脏病变、抑制心肌本身的生理性摄取就成为提高显像诊断敏感性的重要显像前准备环节。目前常用的技术手段是在显像前让患者进食低碳水化合物、高脂饮食 1～2 餐，然后空腹 4～6 h 以上[2]。饮食调控的关键是尽可能降低碳水化合物的量，文献中

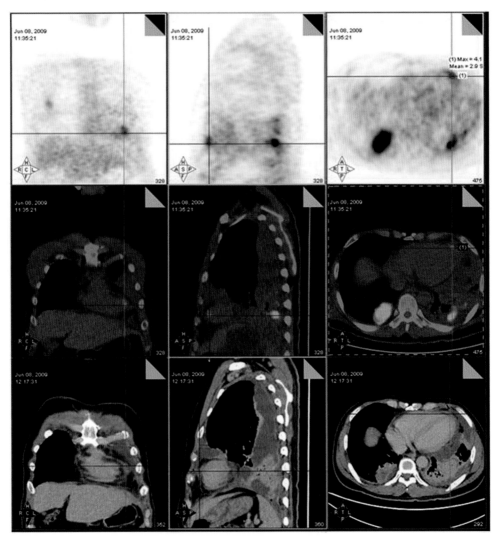

病例图 21-3 源于肺癌的心脏转移瘤。

最多提及的碳水化合物控制量是限制在每餐 5 g，也有文献提及控制在每餐 10 g 内，甚至 3 g 内。从本病例可以看出，患者的心肌生理性摄取抑制良好，在心包积液和低心肌摄取的衬托下，心包的 FDG 摄取易于被发现和识别，在随后的 MRI 与 PET/CT 对比读片中，心包的异常灶也得到了 MRI 影像的支持。

参考文献

[1] Restrepo CS，Vargas D，Ocazionez D，et al. Primary pericardial tumors. Radiographics，2013，33（6）：1613-1630.

[2] Chareonthaitawee P，Beanlands RS，Chen W，et al. Joint SNMMI-ASNC expert consensus document on the role of ^{18}F-FDG PET/CT in cardiacsarcoid detection and therapy monitoring. J Nucl Med，2017，58（8）：1341-1353.

（王淑侠）

病例 22　右心室为什么显影？

病史及检查目的

患者女性，34 岁，5 年前查体中发现心脏杂音，未予特殊诊治。2 年前出现心悸、气短，活动后轻度发绀及双下肢水肿，近 1 年活动耐力下降。查体：BP110/60 mmHg，心率 76 次 / 分，律齐，P2 ＞ A2，心尖部可闻及吹风样全收缩期杂音。心电图：心房肥大，心电轴右偏，V_1 导联 R/S ≥ 1，呈 R 型或 Rs 型。X 线：双肺轻度淤血，肺动脉段凸出，左心房扩大，食管压迹 Ⅱ°，右心房、右心室均扩大，心胸比例 0.52。超声心动图：左心房增大，左心室大小正常，右心房、室内径增大，主动脉瓣、二尖瓣增厚，粘连，开放受限，二尖瓣收缩期中量反流，三尖瓣中量反流。冠脉造影：冠状动脉未见异常。为评估心肌血流灌注行 ^{99m}Tc-MIBI 心肌血流灌注显像（病例图 22-1）。

^{99m}Tc-MIBI 心肌血流灌注显像

方法及影像所见：平静休息状态下静脉注射 ^{99m}Tc-MIBI，约 1.5 h 后行静态心肌灌注 SPECT 显像。图像经计算机重建处理后从心脏短轴、矢状长轴及水平长轴三个断面观察：左心室室腔大小正常，左心室各室壁完整，分别于短轴和水平长轴左心室右侧见半月形影像，即右心室显影，右心室室腔扩大。

检查意见：左心室室腔大小正常，左心室各室壁未见明显血流灌注减低，右心室显影，且室腔扩大，提示右心室负荷增大。

病例相关知识及解析

生理状态下，右心室的室壁厚度仅 3 ～ 4 mm，左心室厚度为 9 ～ 12 mm，正常情况下心肌血流灌注显像通常只显示左心室，右心室不显影。但当右心室负荷增加，发生代偿性肥厚且超过一定程度时，在心肌血流灌注显像上会出现右心室显影的情况。右心室显影常提示右心室压力或容量负荷过重。

心肌血流灌注显像中右心室显影可见于以下情况：①非继发于二尖瓣或左心室功能障碍的肺动脉高压患者，常见伴有室壁向室腔增厚的右心室肥厚。右心室心肌显像剂摄取增高表明该心肌的重度肥厚，可见于原发性肺动脉高压患者，这种患者左心室室腔相对小。肺动脉高压是指肺动脉压力升高超过一定界值的一种血流动力学状态，可导致右心负荷增大和右心功能不全，可以是一种独立的疾病，也可以是并发症还可以是综合征。肺动脉压力升高可以使右心室在形状、功能和能量代谢方面发生改变[1]。肺

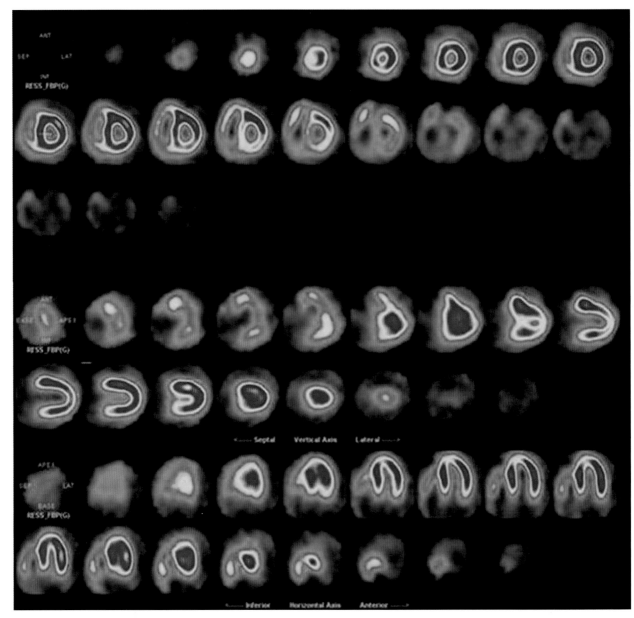

病例图 22-1　^{99m}Tc-MIBI 静息心肌血流灌注显像。

动脉高压时右心室后负荷增大，右心室重塑，继而引起右心功能障碍。尽管肺动脉高压的起始病变位于肺血管，但右心功能是影响肺动脉高压患者预后的重要因素，也是患者活动耐量和生活质量的重要影响因素。②容量负荷过重的患者，常不伴有室壁增厚的右心室扩大。此情况见于三尖瓣关闭不全或房间隔缺损的患者，这些患者左心室室腔也相对小。③继发于左心室功能障碍和充血性心肌病的患者，同时可以看到右心室室腔扩大和右心室壁增厚，且常常是左右心室均扩大。常见于严重的主动脉瓣关闭不全、二尖瓣关闭不全和充血性心肌病。这些患者虽然右心室室腔增大但仍小于左心室室腔。

目前用于评价右心功能的核素显像有心肌血池显像（首次通过法和平衡法心血池显像）及心肌代谢显像。首次通过法的优点是可从时相上区分右心房和右心室，且可较准确地评估右心室射血分数，但此法对注射技术要求较高，操作相对繁琐。平衡法心血池显像是临床较常用的评价心室功能的手段，却难以准确将右心房和右心室分开。在糖负荷状态下应用心肌代谢显像计算出的肺动脉高压患者右心室与左心室葡萄糖摄取量之比可以反映肺动脉高压患者的右心功能。既往研究[2]发现^{18}F-FDG PET 心肌代谢显像右心室显影的心肌葡萄糖代谢率的变化可能与右心功能受损及肺动脉高压相关，且也与肺动脉高压的预后密切相关。对于肺动脉高压患者，由于右心室心肌无氧代谢增强，且右心肥厚和右心室增大，因此 PET 心肌显像能够看到右心室影像。应用 18F-FDG PET 心肌代谢显像可以同时评价右心功能参数和右心室心肌代谢，成为肺动脉高压疗效和预后评价的重要方法。患者的血糖水平对于心肌 FDG 的摄取也会有较大的影响，糖尿病和糖耐量异常的患者有时难以获得理想的图像，可能会影响心室轮廓的确定和心室容积及功能参数的测定，这也是这一技术的局限性。

参考文献

［1］Fang W，Zhao L，Xiong CM，et al. Comparison of 18F-FDG uptake by right ventricular myocardium in idiopathic pulmonary arterial hypertension and pulmonary arterial hypnsion associated with congenital heart disease. Pulm Circ，2012，2（3）：365-372.

［2］Can MM，Kaymaz C，Tanboga IH，et al. Increased right ventricular glucose metabolism in patients with pulmonary arterial hypertension. Clin Nucl Med，2011，36：743-748.

（周伟娜）

病例 23　冠状动脉异常发育，核素显像体现功能优势

病史及检查目的

患者女性，49 岁，患者于 3 年前劳累后出现胸痛、乏力，伴胸闷、憋气，持续数分钟后可自行缓解。近 3 个月症状加重，出现体力活动受限。患者既往有高血压病史 2 年。查体：BP140/90 mmHg，HR60 次 / 分，律齐，A2 ＞ P2。心电图检查示窦性心律；X 线平片见主动脉结宽，肺动脉段平，心胸比例 0.48；超声心动图示左心室增大，室壁运动正常，左心室舒张功能轻度降低；冠脉 CTA 检查发现 LAD 闭塞，LCX 近端狭窄 50% ～ 60%，右冠脉粗大，延伸至前降支供血区（病例图 23-1）。为进一步明确心肌血流灌注情况，行 99mTc-MIBI 运动负荷＋静息心肌血流灌注显像。

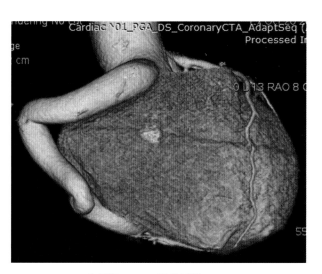

病例图 23-1　患者冠脉 CTA。

运动负荷＋静息心肌血流灌注显像

检查方法与影像所见：按照常规方法行两日法运动＋静息心肌血流灌注显像。踏车运动到Ⅳ级，运动时间为 11 分 18 秒，已达目标心率，基础心率 72 次 / 分，最高心率 149 次 / 分，基础血压 125/86 mmHg，最高血压 178/106 mmHg。运动高峰时注射 99mTc-MIBI，约 1 h 后行门控心肌灌注显像，获得左心室短轴、垂直长轴及水平长轴三断面的图像。结果示左心室显影轮廓完整，各室壁显像剂分布大致均匀，未见室腔扩大。次日在静息状态下静脉注射 99mTc-MIBI，约 1.5 h 后再次行心肌灌注显像，见左心室各室壁显像剂分布大致均匀，与负荷显像比较无明显差异（病例图 23-2）。

检查意见：负荷 / 静息心肌血流灌注显像未见明显心肌缺血现象。

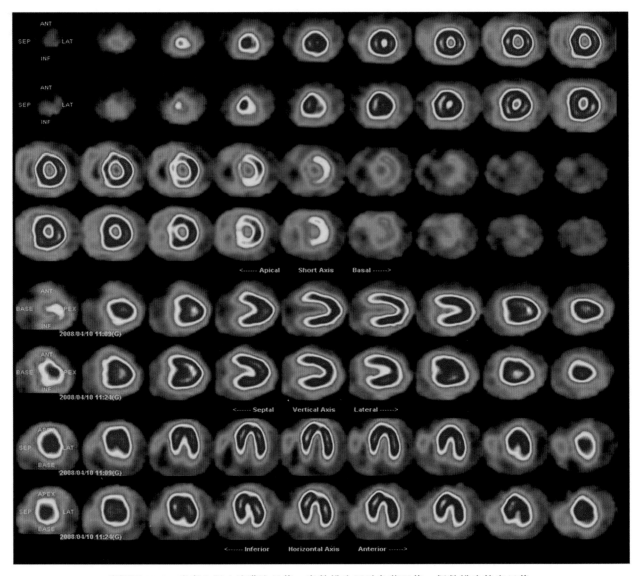

病例图 23-2　患者心肌血流灌注显像：奇数排为运动负荷显像，偶数排为静息显像。

病例相关知识及解析

用于诊断冠心病的影像学方法有多种，实际临床工作中每个方法都有其自身的优缺点，联合应用可以起到增益效果。它们诊断冠心病的原理和出发点不同，各自反映的是冠心病的不同侧面。心肌血流灌注直接反映的是心肌缺血的有无、范围及严重程度等功能学方面，但它却不能直接显示冠脉的血管腔内斑块信息及解剖结构。而 CT 冠脉血管成像及冠脉造影则可以直接显示冠脉管腔狭窄的程度及斑块的数量、分布和性质等，直接提供冠脉的结构变化信息，但无法提供心肌灌注血流动力学信息。

本例患者冠脉 CTA 上显示 LAD 完全闭塞，而心肌血流灌注显像显示血流灌注很好，看似有分歧，其实则不然。冠状动脉 LAD 发育不良，但右冠脉粗大，延伸至 LAD 供血区。因而 LAD 供血区的心肌仍然可以得到足够的血供，心肌血流灌注显像不会出现缺血表现。所以，对于心脏疾病的诊断，多手段解剖与功能相联合可以使诊断信息互补，尤其在一些冠脉临界性病变（血管狭窄程度 50% ～ 70%），反映冠脉解剖结构及狭窄程度的冠脉造影和 CT 冠脉血管成像与提供心肌缺血直接证据的心肌血流灌注显像联合使用时诊断意义更大，既确认了罪犯血管，又为后续治疗决策提供了佐证。

（周伟娜）

病例 24　检查前使用 β 受体阻滞剂对心肌血流灌注显像的影响

病史及检查目的

患者男性，47 岁，于 10 个月前出现发作性心前区疼痛，多于情绪激动、劳累时发作，持续 3 ～ 5 min，休息 10 min 左右缓解，或含服速效救心丸 3 ～ 8 粒后可缓解。既往有糖尿病病史 3 年。查体：BP 125/75 mmHg，HR 80 次/分，A2 > P2。心电图：窦性心律，ST-T 改变。动态心电图：偶发室性期前收缩。超声心动图：左心室舒张功能减低，二、三尖瓣少量反流。冠脉造影：RCA 远端分叉前呈 80% ～ 90% 管状狭窄。为进一步明确心肌血流灌注情况，行两日法运动负荷与静息 ^{99m}Tc-MIBI SPECT 心肌血流灌注显像（病例图 24-1）。

运动负荷与静息 ^{99m}Tc-MIBI 心肌血流灌注显像

方法与影像所见：患者按照常规两日法行运动＋静息心肌血流灌注显像。踏车运动到 V 级，运动时间为 14 分 21 秒，但因不能耐受疲劳，未达目标心率，基础心率 78 次/分，最高心率 122 次/分，基础血压 120/80 mmHg，最高血压 185/100 mmHg。运动高峰时注射 ^{99m}Tc-MIBI，约 1 h 后行门控心肌血流灌注显像，获得左心室短轴、垂直长轴及水平长轴三断面的图像，结果示左心室室腔大小正常，左心室

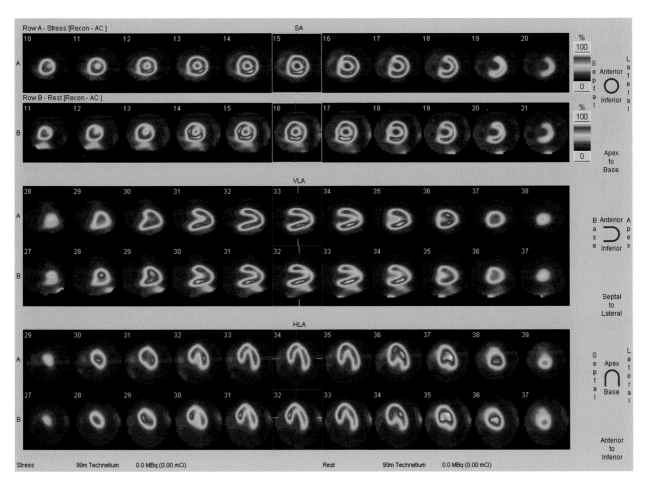

病例图 24-1　^{99m}Tc-MIBI 心肌血流灌注显像：奇数排为运动负荷显像，偶数排为静息显像。

各室壁未见明显显像剂摄取减低区。次日平静休息状态下，静脉注射 ^{99m}Tc-MIBI 约 1.5 h 后再次行心肌血流灌注显像，左心室各室壁未见明显显像剂摄取减低–缺损区。

考虑到上述心肌血流灌注显像的阴性结果与患者的临床表现及多项检查结果有所不符，再度问诊得知，患者显像前一直服用 β 受体阻滞剂。为除外药物因素影响，嘱患者停用 β 受体阻滞剂，间隔数日后重查了两日法负荷与静息心肌血流灌注显像（病例图 24-2）。

二次显像中，踏车运动到Ⅳ级，运动时间为 11 分 18 秒，已达目标心率。基础心率 83 次 / 分，最高心率 151 次 / 分，基础血压 122/78 mmHg，最高血压 180/103 mmHg。运动高峰时注射 ^{99m}Tc-MIBI，约 1 h 后行门控心肌灌注显像，获得左心室短轴、垂直长轴及水平长轴三断面的图像，结果示：左心室室腔大小正常，左心室下壁中段及下壁基底段可见呈节段分布的显像剂摄取减低区。静息心肌灌注显像上述部位可见显像剂填充。

最终检查意见：运动负荷试验心电图阴性；运动负荷与静息血流灌注显像中左心室下壁中段及下壁基底段运动负荷与静息不匹配，上述心肌节段考虑为心肌缺血。

病例相关知识及解析

本例患者曾前后两次行踏车负荷试验检查，第一次踏车运动至Ⅴ级，因疲劳未达目标心率，在运动过程中，心率上升较慢，心肌血流灌注显像未见明显异常，其检查结果与患者病史不相符，追问病史，

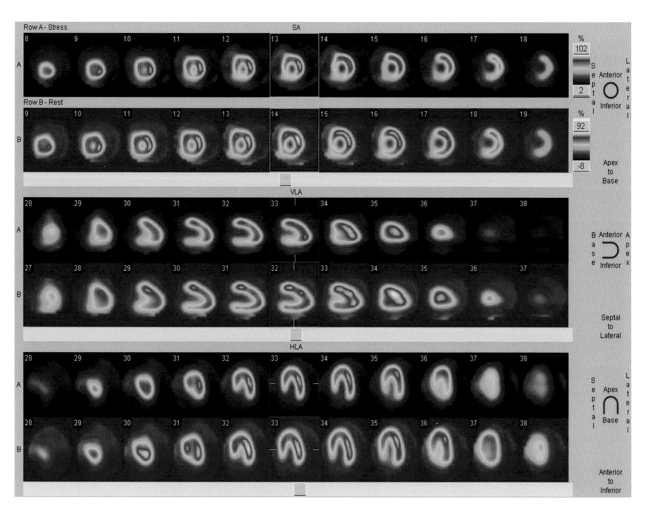

病例图 24-2 患者二次运动负荷 / 静息心肌血流灌注显像：奇数排为运动负荷显像，偶数排为静息显像。

患者行运动负荷心肌血流灌注显像前一直服用 β 受体阻滞剂，考虑有可能造成假阴性。当第二次停用 β 受体阻滞剂后再行踏车运动，至Ⅳ级时已达目标心率，而且前后两次采集图像有着截然不同的表现，这证实了 β 受体阻滞剂对显像结果造成的影响。患者负荷运动前未停用 β 受体阻滞剂，因其具有降低心肌耗氧量、减慢心率的作用，势必会增加受检者的负荷运动时间，却难以达到目标心率。因此，心肌显像前了解患者是否服用 β 受体阻滞剂，并告知患者做好停药准备，是保证检查顺利进行的必要技术手段之一。

可对负荷心肌灌注显像带来干扰的药物或饮料有多种。①硝酸酯类、β 受体阻滞剂等药物可能会减低显像的灵敏度。② 12 h 内饮用咖啡、茶等含咖啡因类饮料以及服用茶碱类药物等可能会降低扩血管类药物负荷试验的灵敏度，并引起心肌血流定量分析的假阳性。③钙通道阻滞剂类药物抗心肌缺血的作用主要是通过减小动脉张力、外周血管阻力、心室内压及室壁运动来降低心肌耗氧量[1]，进行心肌血流灌注显像时，为提高诊断的准确性，应注意提示患者在检查前 48 h(最好是药物的 4 ～ 5 个半衰期)停用此类抗心肌缺血药物。因此，预约时向患者交代检查前的注意事项尤为重要，最好给予纸质说明，以便患者能仔细阅读。相关临床医护人员也要知晓这些影响因素。对于不能停药的患者及时做好记录，以供影像诊断分析时参考。

参考文献

[1] Bøttcher M，Refsgaard J，Madsen MM，et al. Effect of antianginal medication on resting myocardial perfusion and pharmacologically induced hyperemia. Journal of Nuclear Cardiology，2003，10（4）：345-352.

（周伟娜）

病例 25　心肌血流灌注显像图像处理中的技术问题

病史及检查目的

患者男性，49 岁。心慌、气短、胸憋 3 个月余。活动后加重 1 周，持续数秒钟，休息后可缓解。查体：BP140/80 mmHg，HR88 次 / 分，律齐。心电图：V_1 ～ V_5 导联 T 波变直。超声心动图：左心室形态正常，左心室前壁节段性室壁运动减弱。临床为进一步评价有无心肌缺血性疾病行静息与负荷 99mTc-MIBI SPECT 心肌血流灌注显像。

静息与负荷 99mTc-MIBI 心肌血流灌注显像

方法及影像所见：按照常规两日显像方法，患者首先于平静休息状态下静脉注射显像剂 99mTc-MIBI，1.5 h 后行静息态心肌血流灌注 SPECT 显像，影像观察见左心室未见扩大，左心室各室壁显影不完整，可见多处显像剂摄取减低区，不呈节段性分布（病例图 25-1）。随后对患者行注射点图像采集，显示注射点外渗、局部有较多显像剂滞留。考虑到静息态心肌血流灌注显像中多发放射性分布稀疏缺损区可能与进入体循环的注射剂量不足所致总计数率减低相关，隔日再次重复进行静息态心肌血流灌注显像，并按常规方法完成静息＋负荷显像（病例图 25-2）。最终负荷与静息心肌血流灌注显像结果均显示左心室室腔大小正常，左心室各壁未见明显异常显像剂分布。

检查意见：左心室室腔大小正常，左心室各室壁未见明显血流灌注减低。

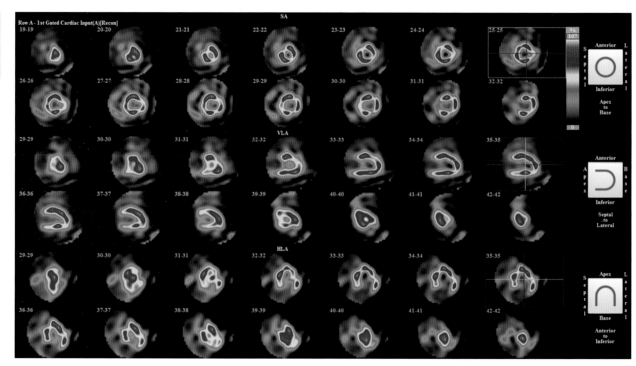

病例图 25-1　静息心肌血流灌注显像。

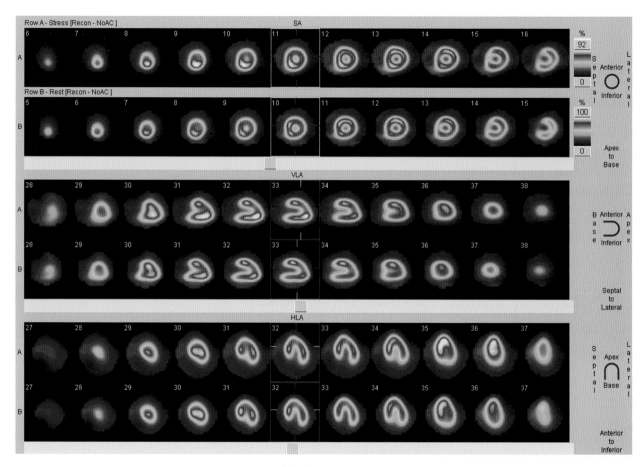

病例图 25-2　负荷与静息心肌血流灌注显像。

病例相关知识及解析

心肌血流灌注显像在心脏核医学中属于应用最为广泛的检查项目，主要用于诊断心肌缺血、心肌梗死，判断心肌存活、预后及危险度分层，监测冠心病治疗效果及冠脉再狭窄等。值得注意的是，心肌血流灌注显像过程中的很多技术因素会造成伪影，可能干扰影像诊断结果，尤其是对于一些不具备衰减校正技术的设备，因此正确识别伪影非常重要。

在图像采集过程中质量控制至关重要。心肌灌注显像如使用药物为 ^{99m}Tc-MIBI，注射药物剂量为 15 mCi 时，心脏采集的计数率应 > 10 K/s[1]。充足的有效信息量是图像分析的基础。通常在图像采集完成后需要查看原始质控图，观测心脏定位、视野设定、注射质量和检查过程中患者有无体位移动等。本例患者的心肌图像显示左心室各室壁出现多发示踪剂摄取减低区，且不具备冠心病心肌缺血呈节段性分布的特征，而对于不呈节段性分布的显像剂摄取减低需注意排除采集计数不够的情况。在规范化操作情况下，计数率减低的原因可见于注射外漏严重，致使进入体循环的显像剂剂量不足，心肌计数率下降而产生伪影。此情况可通过采集患者注射部位的图像，观察注射点外渗或局部显像剂滞留情况进行判断。

临床实际工作中由于质控工作不到位给诊断带来困扰的情况还有多种，包括心肌图像重建时轴位旋转不一致（病例图 25-3）、色阶调节不一致（病例图 25-4）、负荷／静息图像配准有偏差（病例图 25-5）等，这些情况的出现，均可能影响最终的影像诊断结果。负荷／静息两次图像的色阶调节不一致时，会造成心肌图像的显像剂分布不一致，从而出现假阳性。为避免负荷／静息图像对位不准确，在分析图像时，应将负荷／静息心肌图像在三个轴向（短轴、水平长轴、垂直长轴）逐层比对，以确保两次心肌图像匹配。因此，在心肌血流灌注显像临床操作过程中，应严格遵守操作规程，及时发现导致图像质量下降的各种因素，并采取补救措施，尽量避免各种伪影的产生，或将误差降低到最小，从而减少误判，提高诊断准确性。

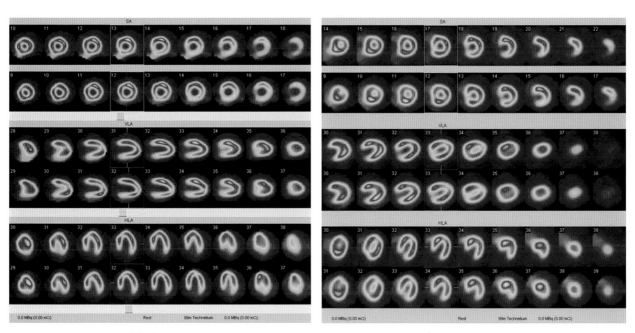

正常轴位　　　　　　　　　　　　　　　　　　　轴位旋转不一致

病例图 25-3　轴位旋转对显像结果的影响。

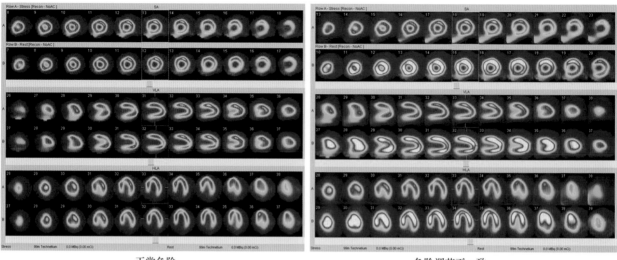

正常色阶   色阶调节不一致

病例图 25-4   色阶调节对显像结果的影响。

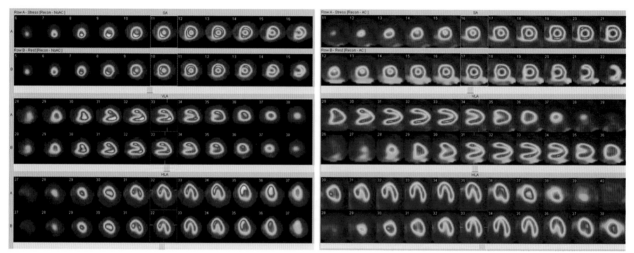

负荷/静息图像正常配准   负荷/静息图像配准有偏差

病例图 25-5   图像配准对显像结果的影响。

参考文献

[1] 石洪成. 心肌显像病人所致伪影的辨析及其对策研究。国外医学. 放射医学核医学分册，2002，26（1）：16-17.

（周伟娜）

病例 26   生理因素对心肌血流灌注显像图像的影响

病史及检查目的

患者男性，62 岁，胸闷、气短 2 月余。1 周前爬 3 层楼即感咽部不适，喘息加重，舌下含服硝酸甘油无明显缓解。查体：心界轻度向左扩大，心音低钝，A2 > P2。心电图：心房颤动。冠脉造影：右优势型，RCA 中段 30% 狭窄；LCX 中段 40% 局限狭窄。行 ^{99m}Tc-MIBI 静息态心肌血流灌注显像以明确心肌血流灌注情况（病例图 26-1）。

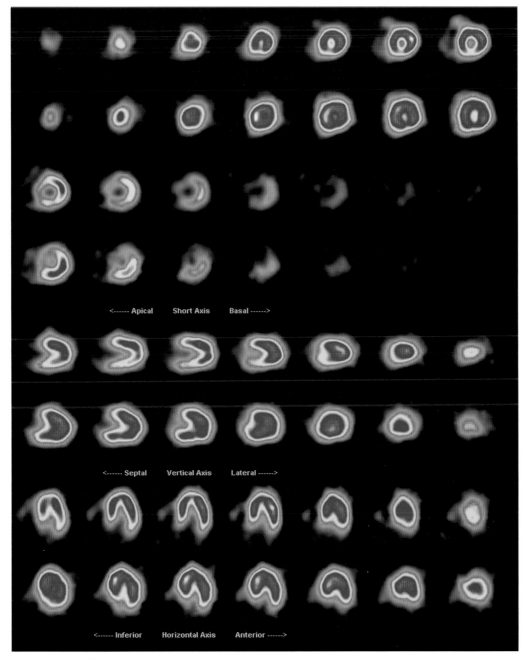

病例图 26-1　^{99m}Tc-MIBI 静息态心肌血流灌注显像：奇数排为仰卧位图像；偶数排为俯卧位图像。

^{99m}Tc-MIBI 心肌血流灌注显像

　　方法及影像所见：平静休息状态下，静脉注射 ^{99m}Tc-MIBI，约 1.5 h 后行常规仰卧位静息态心肌血流灌注 SPECT 显像。显像结果示左心室下壁中段及下壁基底段呈显像剂移行性摄取减低区，其余各室壁节段未见明显异常放射性分布。为除外组织衰减所致"假阳性"，随后再次行俯卧位图像采集。结果示左心室各节段显像剂分布基本均匀，无明显显像剂分布稀疏-缺损区。

　　检查意见：左心室室腔大小正常，左心室各节段无血流灌注减低。

病例相关知识及解析

　　心肌血流灌注显像的图像质量可受多种技术操作因素的影响，而患者自身因素（体型、身体耐受状态及其他疾患等）也会导致一些伪影的产生，从而对影像诊断造成困惑，在影像判读中应予以足够的重视。来自患者自身因素造成的伪影有很多种情况，包括肝脏、胆囊、横结肠等与心脏相邻的非靶器官的生理性摄取，以及膈肌、胸大肌或乳腺的组织衰减。此外，患者在图像采集过程中的体位移动同样会影响图像质量。

本病例展示了受检者膈肌组织的衰减作用导致左心室下壁出现显像剂摄取减低的情况，并提示临床鉴别下壁心肌缺血与膈肌衰减所致伪影最为简单、实用的方法是变换体位重新采集图像。由于主动脉牵引着心脏的基底部，其位置较为固定，而心尖部在纵隔内游离，位置相对易于变动，仰卧位与俯卧位之间这种位置的改变可以使膈肌与心脏下壁间的位置发生改变，使心脏相对远离膈肌，从而纠正或降低膈肌的衰减作用[1]。除此之外，鉴别左心室下壁稀疏缺损区是否与膈肌衰减有关，还可考虑使用 CT 衰减校正法，或结合室壁运动的观察加以判断。

女性乳腺的组织衰减常常可导致左心室前壁或侧壁的显像剂摄取稀疏，检查前将乳腺向上方固定是消除这种伪影简单而有效的方法（病例图 26-2）。在青壮年男性中还要注意胸大肌衰减所致前壁或侧壁

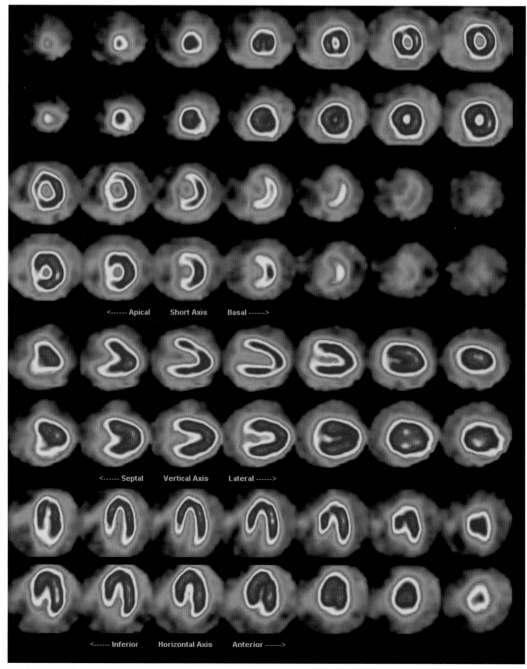

病例图 26-2　奇数排图像为常规运动负荷心肌血流灌注显像，偶数排图像为将乳房向上方固定后的运动负荷心肌血流灌注显像。

出现的显像剂摄取稀疏或缺损区。此外，有研究发现，随着体重的增加，心肌图像质量会有所下降，这可能是由于肥胖患者进行检查时未改变显像剂剂量，心肌所摄取的显像剂相对减少，使心肌计数降低所致，在一定范围内增加显像剂的剂量可以补偿因体重增加而减少的心肌计数[2]。

　　肝脏、胆囊及横结肠均是心脏的邻近器官，其对显像剂的摄取可干扰对左心室下壁的观察，或产生伪影，若恰遇下壁心肌梗死患者，这种伪影可能会遮盖原有的显像剂摄取稀疏-缺损区，造成假阴性。因此，临床操作过程中，应注意在注射完显像剂后间隔 15 min 左右嘱患者进食脂肪餐，以加速显像剂在肝内及胆囊内的排泄，以最大限度地消除或减少伪影的出现。

　　由于受检者身体状况不佳（年老、体弱、疼痛、意识不清等），致使受检者在图像采集过程中不能做到长时间保持体位不变，易出现位移伪影，有可能影响对显像结果的正常判断（病例图 26-3）。避免方法是，一方面检查前应充分了解患者的一般情况，做适当的预先处置（如使用止痛、镇静类药物），操作技术人员在受检者采集过程中应注意观察受检者情况，遇体位移动，随时重复采集图像，另一方面，在图像采集完成后，及时通过图像处理过程确认有无患者移位，在有可能的情况下及时采取补救措施。

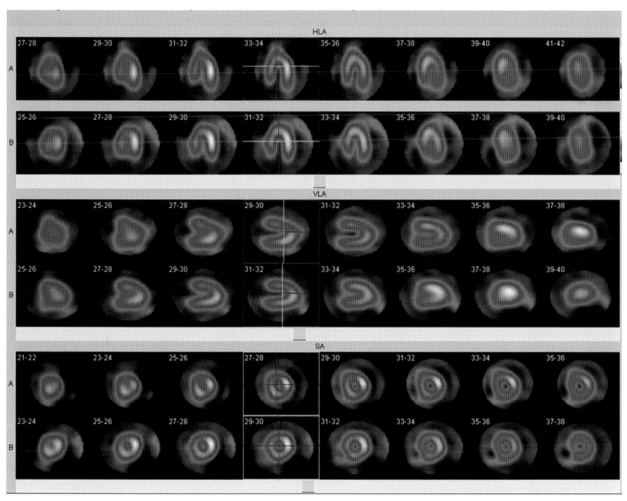

病例图 26-3　上排为有体位移动的心肌血流灌注显像，下排为重新采集的心肌血流灌注显像。

参考文献

［1］石洪成.心肌灌注显像定量分析及影响因素.中华核医学与分子影像杂志，2010，30（4）：285-286.

［2］Taylor JC，Froberg SA，Hillel PG，et al. Correlation of left ventricular count rate with patient weight in Tc-99m myocardial perfusion imaging. Nuclear Medicine Communications，2011，32（4）：279-283.

（周伟娜）

第二部分

呼吸系统疾病

显像技术篇

一、肺灌注显像

（一）显像原理

经静脉注射大于肺毛细血管直径（7～9 μm）的显像剂颗粒（15～100 μm），这些颗粒随血流进入肺血管，并一过性嵌顿在肺毛细血管床或肺小动脉内，其在肺内的分布与局部肺血流灌注量成正比，通过显像获得肺内显像剂分布以反映局部肺血流灌注情况。

（二）显像剂和显像方法

临床常用显像剂为 ^{99m}Tc 标记的大颗粒聚合人血清白蛋白（macroaggregated albumin，MAA），其平均直径约为 40 μm（10～60 μm）。一次显像注入的 ^{99m}Tc-MAA 颗粒数约为（20～70）万个，一过性阻塞的肺毛细血管数量仅占全肺的 1/1500，因此不会对肺血流动力学造成影响。

图像采集野包括双肺。平面显像常规取 6 个或 8 个体位。新的欧洲核医学学会建议条件具备时常规行断层显像或 SPECT/CT 显像。

^{99m}Tc-MAA 颗粒在肺内的生物半衰期为 2～6 h，分解后被巨噬细胞吞噬清除排出体外。

常规显像采取平卧位注射，但遇可疑肺动脉高压患者时应采用坐位注射。注射前应将注射器内 ^{99m}Tc-MAA 混悬液摇匀，一次性缓慢注射 185～370 MBq（5～10 mCi），对于病情严重者、年轻女性、孕产妇、儿童等需适当减少剂量。静脉注射时不宜采用"弹丸"式注射，注射速度应缓慢，尤其是肺血管床破坏严重的患者，以避免引起急性肺动脉压增高造成意外。此外，注射时注意避免抽回血，以避免形成凝集块，导致图像上形成"热点"。

（三）正常影像

肺灌注多体位平面显像中，肺内显像剂分布与肺动脉小血管和毛细血管分布一致，各体位的双肺影像清晰，显像剂分布基本均匀，肺尖部显像剂分布相对稀疏（图 2-1）。SPECT 断层显像可通过对双肺横断面、冠状面和矢状面三方位图像的观察避免肺段之间的重叠，而使用 SPECT/CT 技术则可进一步提供双肺解剖结构信息，从而使肺灌注显像的诊断准确性进一步提升（图 2-2，图 2-3）。

（四）适应证

（1）肺动脉血栓栓塞症的诊断与疗效判断，结合肺通气显像及下肢深静脉显像可明显提高诊断准确性。

（2）肺叶切除手术适应证的选择和术后肺功能预测。

（3）慢性阻塞性肺疾病（COPD）肺减容术适应证的选择、手术部位和范围的确定。

（4）了解先天性心脏病合并肺动脉高压以及先天性肺血管病变肺血管床受损情况，为手术适应证选择、药物与手术治疗效果评价提供参考。

（5）全身性疾病（如系统性血管炎等）可疑累及肺血管。

（6）不明原因肺动脉高压或右心负荷增加。

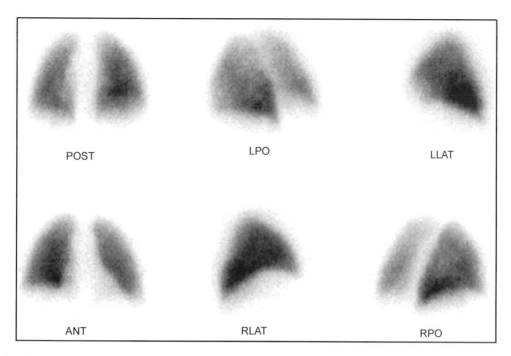

图 2-1 正常肺灌注显像六体位平面像。POST：后位；LPO：左后斜位；LLAT：左侧位；ANT：前位；RLAT：右侧位；RPO：右后斜位。

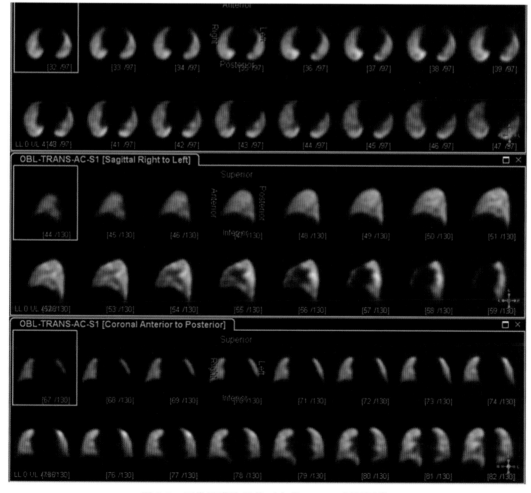

图 2-2 正常肺灌注显像三方位 SPECT 断层图像。

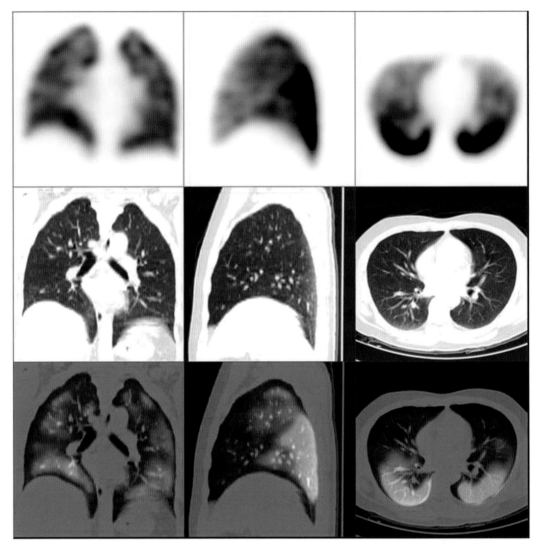

图 2-3 正常肺灌注 SPECT/CT 图像。

二、肺通气显像

（一）显像原理

经呼吸道吸入一定量的放射性气体或气溶胶，由气道逐步进入终末细支气管和肺泡内，用核医学成像设备 SPECT 或 SPECT/CT 可获得各肺段图像。由于肺内显像剂分布与肺通气量成正比，当呼吸道某部位被堵塞时，显像剂不能通过堵塞部位，导致堵塞以远呼吸道而出现显像剂分布缺损区。此方法常用来反映双肺通气功能、气道通畅程度，并结合肺灌注显像诊断肺栓塞。

（二）显像剂和显像方法

目前国内临床使用的显像剂主要有 ^{99m}Tc- 二乙三胺五乙酸（diethylenetriamine-pentaacetic acid，DTPA）气溶胶和 ^{99m}Tc 标气溶胶（商品名为 Technegas）；前者平均颗粒直径为 1.2 ~ 2 μm，后者更小，一般小于 0.2 μm。气溶胶经吸入方式进入气道，Technegas 由于颗粒更小，很少发生中心大气道沉积。图像采集方式同肺灌注显像，注意需根据吸入情况调整采集时间。

（三）正常影像

双肺影像清晰，各体位显像剂分布均匀，肺周边、叶间隙、肺尖显像剂分布相对稀疏（图 2-4）。

（四）适应证

（1）与肺灌注显像配合鉴别诊断肺栓塞或慢性阻塞性肺疾病（COPD）。

（2）肺实质性疾病的诊断、治疗效果的观察及预后评估。

（3）通过通气/血流（V/Q）比值判定肺功能。

（4）阻塞性肺疾病的诊断及病变部位的确定。

三、双下肢深静脉显像

（一）显像原理

由于肺栓塞的栓子多来源于下肢深静脉，在进行肺灌注显像的同时加做下肢深静脉显像，有助于明确血栓来源。通过动态观察显像剂在下肢深静脉的回流过程，可以对与血栓形成相关的静脉阻断、分流、显像剂滞留等特征进行观察，并以此来明确静脉病变。

（二）显像方法

不同单位显像方法存在差异，可根据经验因地制宜。常用的方式是用两支注射器等量抽取 74 ～ 185 MBq/5 ml（2 ～ 5 mCi/5 ml）的 ^{99m}Tc-MAA，于双踝关节上方约 3 cm 处紧扎止血带阻断浅静脉，自双足背静脉同时缓慢注入显像剂，图像采集速度为 30 ～ 50 cm/min，采集范围包括双踝关节至双肺。之后去除止血带且双下肢屈伸运动 2 ～ 3 min 后行延迟显像。

（三）正常影像

显像剂注入后，随着探头视野向上移动，胫后静脉→胫前静脉→腓静脉→腘静脉→股静脉→髂静脉→下腔静脉依次显影，呈倒 "Y" 字形，静脉形态连贯、单一，管壁影像光滑，显像剂充盈良好，回流通畅，无显像剂充盈缺损和侧支循环，延迟显像中远端静脉内无显像剂滞留现象（图 2-5）。

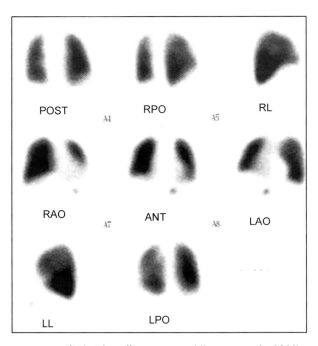

图 2-4 正常肺通气显像。POST：后位；RPO：右后斜位；RL：右侧位；RAO：右前斜位；ANT：前位；LAO：左前斜位；LL：左侧位；LPO：左后斜位。

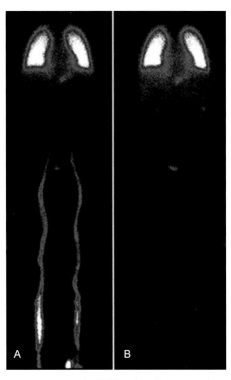

图 2-5 双下肢深静脉正常显像。**A**. 动态显像；**B**. 延迟显像。

四、¹⁸F-FDG PET/CT 显像

（一）显像原理

大部分肿瘤细胞因生长迅速、糖酵解增强，所以葡萄糖代谢旺盛。^{18}F-FDG 与天然葡萄糖的代谢过程相似，因此可以显示肿瘤细胞的葡萄糖代谢能力。^{18}F-FDG 也可用于炎症、感染等良性疾病的显像，是利用炎症细胞代谢活性增强的特性。

（二）显像方法

检查前禁食 4 ～ 6 h，避免过度活动；最佳空腹血糖 < 8.3 mmol/L。血糖值 > 11.1 mmol/L 者给予皮下或静脉注射一定剂量单位的胰岛素，血糖达标后再注射 ^{18}F-FDG；扫描前排空尿液；不能坚持平卧不动者给予止痛或镇静剂。约于注射显像剂 60 min 左右进行 PET/CT 全身显像。利用 CT 数据对 PET 图像进行衰减校正。

（三）正常影像

静脉注射 ^{18}F-FDG 后 1 h 全身各脏器组织均可呈现一定的显像剂分布。约 70% 的显像剂分布于全身各脏器，其余经泌尿系统排泄。

（杨敏福）

I. 肺栓塞通气/灌注显像

肺灌注显像诊断急性肺栓塞

病史及检查目的

患者女性，67 岁。主因干咳、气短 5 年，加重伴胸闷、心悸 2 个月就诊。查体：心率 80 次/分，律整，口唇无发绀，双肺呼吸音低，未闻及干湿啰音，双下肢无水肿。实验室检查：血氧饱和度 92.0%，氧分压 65.3 mmHg，D- 二聚体 1851 ng/ml；超声检查示右侧股浅静脉、腘静脉、腓静脉、胫后静脉血栓形成及左小腿比目鱼肌静脉血栓形成。为除外肺栓塞，行 ^{99m}Tc-MAA 肺灌注显像（病例图 27-1）。

^{99m}Tc-MAA 肺灌注显像

方法及影像所见：静脉注射 ^{99m}Tc-MAA 后先行八体位平面像图像采集，结果示双肺显影清晰，双肺内放射性分布不均匀，右肺上叶各段、下叶背段及左肺上叶尖后段、下叶外基底段可见多发楔形显像剂分布稀疏、缺损区。随后行 SPECT/CT 图像采集（病例图 27-2），肺灌注断层显像与 CT 图像对照观察示，双肺显像剂分布稀疏、缺损区相应肺组织透过度良好，内未见明显异常密度影。

检查意见：双肺多发肺段楔形血流灌注缺损区，符合急性肺栓塞表现。

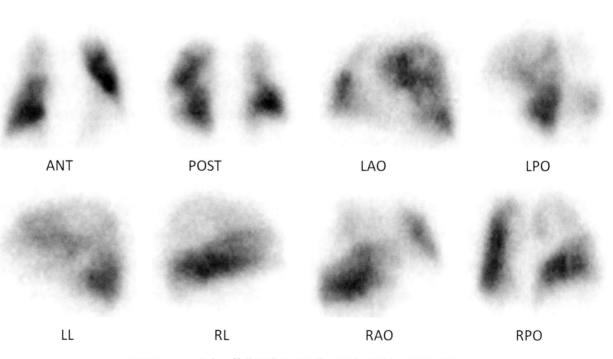

ANT　　　　POST　　　　LAO　　　　LPO

LL　　　　RL　　　　RAO　　　　RPO

病例图 27-1 患者八体位肺灌注平面像。图中缩写中文全称同图 2-4。

最终临床诊断

患者随后行华法林抗凝治疗，症状明显改善，D-二聚体恢复正常。4个月后复查肺灌注显像，提示肺栓塞明显好转（病例图 27-3）。

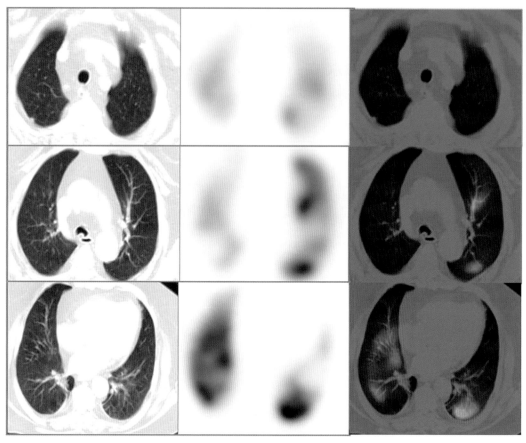

病例图 **27-2**　患者肺灌注 SPECT/CT 图像。

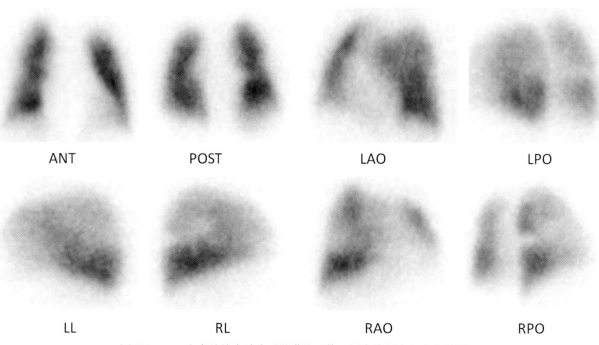

| ANT | POST | LAO | LPO |

| LL | RL | RAO | RPO |

病例图 **27-3**　患者肺栓塞治疗后肺灌注显像。图中缩写中文全称见图 2-4。

病例相关知识及解析

肺栓塞（pulmonary embolism，PE）是指内源性或外源性栓子进入肺动脉或其分支，阻断肺组织的血液供应，从而引起肺循环障碍的病理生理或临床综合征。肺栓塞类型包括血栓栓塞、脂肪栓塞、空气栓塞及羊水栓塞等[1]。肺血栓栓塞症是最常见类型，其中70%～90%由深静脉血栓脱落引起，而血栓形成的主要病因包括创伤、长期卧床、分娩及深静脉炎栓塞病史、近期外科手术、肥胖、肿瘤、高龄、慢性心肺疾病等。目前PE已成为第三大类常见心血管疾病，发病率高达（1～2）/1000。急性PE的临床表现多样[2]，多达2/3的患者可以无症状，也可能首次即表现为猝死，常见临床表现包括胸痛、心动过速、低血压、呼吸困难、咳嗽和咯血，实验室检查可发现D-二聚体升高和血氧分压减低。肺栓塞诊断的金标准是肺动脉造影，但为有创检查，无创的影像学检查在急性肺栓塞的诊断和疾病严重程度综合评估方面起着重要的作用。

肺动脉分段共分为六级，肺段动脉以上的有四级，亚段肺栓塞是指五级及以下肺动脉血管的栓塞。CT肺动脉造影（computed tomography pulmonary angiography，CTPA）可以很好地显示四级以上的肺血管，通过观察血栓形态、部位、密度、范围及血栓与管壁的关系，不仅可以正确诊断PE，还可根据血栓的不同形态，区分急性或慢性PE（急性肺栓塞以完全和中心充盈缺损为主，慢性肺栓塞以附壁充盈缺损为主），所以临床通常将CTPA作为PE的首选检查法。然而，对造影剂过敏或有肾功能损伤的患者不适合CTPA检查时，则应考虑选择核素显像方法。此外，一些年轻女性，特别是孕妇[2]等，也应首先考虑核素显像，因为与CTPA比较核素显像所产生的辐射剂量更低。

用于PE诊断的核素显像法为肺通气/灌注（V/Q）显像。典型的急性PE表现为肺灌注显像中栓塞肺动脉分布区呈放射性稀疏/缺损区，而在肺通气显像中上述稀疏/缺损区表现正常或接近正常，即肺灌注与通气的"不匹配"。实际诊断中可参照前瞻性诊断研究（PIOPED）Ⅱ影像评价标准，出现≥2个肺段V/Q不匹配，认为PE高度可能性；肺灌注显像正常可排除PE；当出现下列阳性所见时为PE极低度可能性：非肺段性病变、灌注缺损面积小于X线胸片所示病变面积、1～3个亚节段的灌注缺损、肺中叶或上叶单一肺段V/Q匹配的缺损、灌注缺损周围有条纹标志以及胸腔积液占胸膜腔的1/3以上且另一肺无灌注缺损；所有其他发现被认为是非诊断性的。使用PIOPED Ⅱ分类标准时肺通气/灌注显像的灵敏度和特异度为85%和93%，和CTPA接近（86%和98%）[2]。使用SPECT可以进一步提高其诊断效能，使灵敏度和特异度分别达到97%和91%。根据欧洲核医学学会（EANM）的2019年指南，SPECT显像上一个肺段或两个亚肺段的肺通气/灌注不匹配即可明确肺栓塞的诊断[3]。

在临床实际中，对于临床高度怀疑急性PE的患者，如果胸部X线片或胸部CT无明显异常，单独的肺灌注显像就可准确诊断或排除PE，往往无需进行肺通气显像。本例患者肺灌注显像表现为双肺多发的肺段血流灌注受损，呈典型的楔形缺损，而通过SPECT/CT显像又显示出肺血流灌注减低区内未发生结构改变，尽管未做肺通气显像，但结合患者临床症状、D-二聚体增高、动脉血气异常及下肢深静脉血栓形成，考虑诊断急性PE证据充分。

参考文献

［1］吴江萌. SPECT/CT核素肺通气/灌注断层融合显像对肺动脉血栓栓塞症的诊断价值. 郑州：河北医科大学，2017.

［2］Moore AJE，Wachsmann J，Chamarthy MR，et al. Imaging of acute pulmonary embolism：an update. Cardiovasc Diagn Ther，2018，8：225-243.

［3］Bajc M，Schümichen C，Grüning T，et al. EANM guideline for ventilation/perfusion single-photon emission computed tomography（SPECT）for diagnosis of pulmonary embolism and beyond. Eur J Nucl Med Mol Imaging，2019，46：2429-2451.

（王海军　王茸）

病史及检查目的

患者女性，58 岁，劳力性气短 7 年，因 5 个月前受凉后症状加重行 CTPA 检查，结果发现双肺动脉及其分支管腔内可见多发低密度充盈缺损（病例图 28-1），考虑为肺栓塞，并给予华法林钠片治疗。目前患者仍有症状，再次入院检查。患者既往有下肢静脉曲张及高血压病史多年。本次入院查体：口唇轻度发绀，颈静脉无怒张，双肺呼吸音清，未闻及干湿啰音，心界向左扩大，双下肢无水肿，右下肢可见静脉曲张。实验室检查：血氧饱和度 84.6%（参考值 93.0% ～ 98.0%），氧分压 53.5 mmHg（参考值 83.0 ～ 108 mmHg），二氧化碳分压 31.2 mmHg（参考值 35.0 ～ 45.0 mmHg），NT-proBNP 570 pg/ml（参考值 < 125 pg/ml），活化部分凝血活酶时间 47.4 s（参考值：26 ～ 36 s），余无特殊。超声心动图：右心房室腔增大，肺动脉收缩压 97 mmHg，提示重度肺动脉高压。双下肢静脉超声：右下肢大隐静脉瓣功能不全，右下肢大隐静脉曲张。复查 CTPA 相应肺动脉未见明显充盈缺损（病例图 28-2）。为进一步评估肺栓塞病变情况行 ^{99m}Tc-MAA 肺灌注显像。

^{99m}Tc-MAA 肺灌注显像

方法与影像所见：静脉注射显像剂 ^{99m}Tc-MAA 后行多体位平面显像（病例图 28-3），结果示，双肺显影清晰，双肺野内放射性分布不均匀，多个肺段可见小楔形放射性稀疏缺损区。

检查意见：双肺多发小楔形血流灌注减低，结合病史及其他影像学检查，考虑慢性血栓栓塞性肺动脉高压可能。

最终临床诊断

患者进一步行右心导管检查，结果提示肺动脉平均压 53 mmHg；肺动脉造影提示多支肺动脉弥漫性病变，以双下肺为著，血流欠佳，可见网格样病变（病例图 27-4）。结合病史及影像学表现，考虑慢

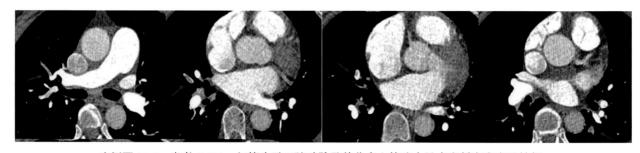

病例图 28-1　患者 CTPA。红箭头示双肺动脉及其分支血管腔内见多发低密度充盈缺损。

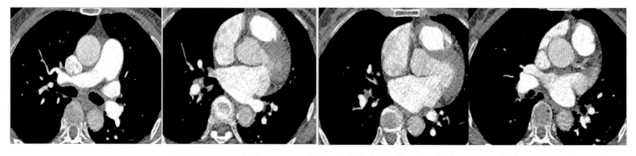

病例图 28-2　复查 CTPA：相应肺动脉未见明显充盈缺损。

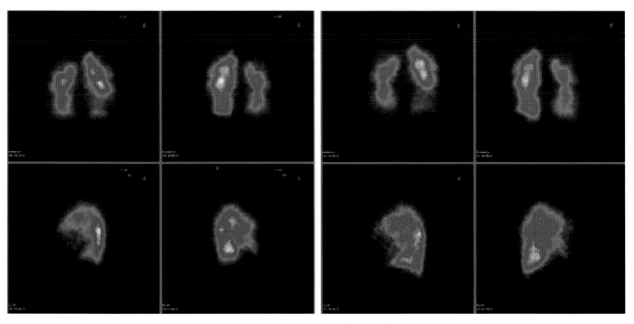

病例图 28-3　患者肺灌注显像。

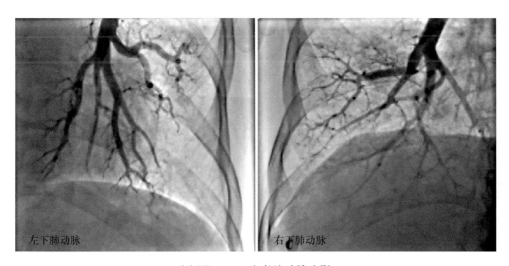

左下肺动脉　　　　　　　　右下肺动脉

病例图 28-4　患者肺动脉造影。

性血栓栓塞性肺动脉高压诊断明确。

病例相关知识及解析

慢性血栓栓塞性肺动脉高压（chronic thromboembolic pulmonary hypertension，CTEPH）是以肺动脉血栓机化、肺血管重构致血管狭窄或闭塞，肺动脉压力进行性升高，最终导致右心功能衰竭为特征的疾病。根据 2003 年 WHO 对肺动脉高压的分类，CTEPH 属于第四大类肺动脉高压，是一种潜在可治愈的肺动脉高压类型。

CTEPH 可发生于任何年龄，中老年多发，中位年龄为 63 岁[1]，其发病率尚不明确。传统观念认为 CTEPH 是急性肺栓塞的长期并发症，急性肺栓塞患者 6 个月、1 年及 2 年后 CTEPH 的发病率分别为 1%、3.1%、3.8%[2]。但约 40% 的 CTEPH 患者无明显的既往血栓形成病史，提示急性肺栓塞并不是 CTEPH 发生的唯一病因。目前认为 CTEPH 的病理生理过程包括血栓栓塞和血管重构的双重作用：急性肺栓塞或肺内原位血栓形成后，肺血管内血栓不能完全溶解或反复栓塞，血栓以及局部低氧微环境等因素可致肺动脉内皮受损，进而触发肺动脉中膜肥厚、外膜增生，导致血管重塑，管腔狭窄闭塞，血管阻力增加，引起肺动脉压力增高，最终导致右心负荷加重甚至右心衰竭。有研究指出，血栓形成史、遗传或获得性易栓倾向、凝血与纤溶机制异常等多种因素参与了 CTEPH 的发生[2]。典型的 CTEPH 患者可在一次或反复多次肺栓塞后出现进行性加重的呼吸困难、运动耐量下降，其他症状还包括胸痛、咯血、晕厥等。也可无急性肺栓塞病史而只有劳力性呼吸困难、疲劳等肺动脉高压症状。随病情进展，肺血管床受损严重，肺动脉高压持续加重，患者可出现右心衰竭的表现，如口唇发绀、下肢水肿、颈静脉怒张等，并最终死亡。临床诊断 CTEPH 主要依据[1]：经过 3 个月以上规范化抗凝治疗后，影像学证实存在慢性血栓，右心导管测量平均肺动脉压 ≥ 25 mmHg，且除外血管炎、肺动脉肉瘤等其他病变。

CTEPH 的首选影像检查方法为肺通气 / 灌注（V/Q）显像[2]，V/Q 显像可以直观地显示双肺血流灌注的分布和受损情况，在多发亚肺段缺损时可以区分是由大血管闭塞还是小血管病变引起，尤其是在鉴别微小栓塞方面更具有一定的优势[3]。V/Q 显像具有高的灵敏度和阴性预测，因此一旦临床怀疑 CTEPH，应首先进行 V/Q 显像，V/Q 显像正常则可排除诊断，当肺灌注图像有缺损时，可进一步行 CTPA 检查。尽管 CTPA 可以排除肺血管肿瘤、血管炎、纤维素性纵隔炎及其他肺血管阻塞性疾病，但是仅通过 CTPA 无法排除 CTEPH 的诊断，原因是 CTPA 对于四级以上肺动脉可以较好地显示，但对于四级以下肺血管的显示欠佳。本例患者肺灌注显像表现为双肺多发亚肺段血流灌注受损，患者 5 个月前有急性肺栓塞史，是 CTEPH 形成的高危因素，临床症状主要表现为气短、口唇轻度发绀、动脉血气异常，NT-proBNP 异常，因此考虑为 CTEPH，通过右心导管及肺动脉造影检查明确诊断。

本病例提示，V/Q 显像是 CTEPH 的首选影像检查方法，灵敏度和阴性预测值极高，在评估疾病严重程度、指导临床决策方面有着重要意义，同时在随访及疗效评价方面有着不可替代的作用。

参考文献

［1］Johns CS，Swift AJ，Rajaram S，et al. Lung perfusion：MRI vs. SPECT for screening in suspected chronic thromboembolic pulmonary hypertension. Journal of Magnetic Resonance Imaging，2017，46：1693.

［2］Kharat A，Hachulla AL，Noble S，et al. Modern diagnosis of chronic thromboembolic pulmonary hypertension. Thrombosis Research，2018，163：260-265.

［3］杨冬竹 . 核素肺灌注 / 通气显像评估慢性血栓栓塞性肺高压抗凝疗效的研究 . 北京：北京协和医学院，2017.

（王海军　王茸）

病例 29　肺通气 / 灌注断层显像及双下肢静脉显像诊断肺栓塞

病史及检查目的

患者男性，83 岁，主因发作性晕厥 1 年，加重 3 个月入院。患者 1 年前无明显诱因出现发作性晕厥，可自行缓解，近 3 个月发作频繁。既往有慢性肾病多年，10 年前因双下肢静脉血栓行双大隐静脉腔内激光治疗＋交通支结扎，7 年前曾行肺通气 / 灌注断层显像及双下肢静脉显像，提示双肺多发肺栓塞伴 COPD，双下肢未见血栓形成，后行华法林治疗，6 年前复查时肺栓塞已消失。临床查体：双肺呼吸音清，双下肺可闻及细湿啰音，双下肢不肿。实验室检查：D- 二聚体 4.52 mg/L（参考值 0 ～ 0.55 mg/L），血气分析 pH7.349（参考值 7.35 ～ 7.45），PO_2 76 mmHg（参考值 80 ～ 100 mmHg），SO_2 94%（参考值 95% ～ 98%），余正常。辅助检查：心电图示阵发性房颤；超声心动图示主动脉瓣钙化，三尖瓣反流（轻），肺动脉高压（轻）；胸部 X 线示双肺纹理增粗。临床为进一步明确晕厥原因，确定有无再发肺栓塞，行一日法肺通气 / 灌注显像，为观察有无下肢深静脉血栓形成同时行双下肢深、浅静脉显像。

肺通气 / 灌注断层显像

方法及影像所见：首先吸入 ^{99m}Tc 气体 370 MBq 后行肺通气断层显像；肺灌注断层显像图像采集于下肢静脉显像完成后。肺灌注断层显像中双肺显影清晰，于左肺上叶舌段、下叶背段及右肺上叶尖段、中叶内段及外段、下叶外基底段可见多发肺段及亚肺段性显像剂分布缺损区；相应部位于肺通气显像中未见明显异常，即呈肺灌注与通气显像"不匹配"（病例图 29-1）。此外，于右肺下叶背段、后基底段可见片状显像剂分布缺损区，相应部位于肺通气显像可见同等程度异常，即肺灌注与通气显像"匹配"（病例图 29-2）。

检查意见：双肺多发肺栓塞；右肺下叶背段、后基底段通气与灌注功能均受损，考虑 COPD 或其他肺实质病变可能。

双下肢静脉显像

方法及影像所见：肺灌注显像剂自双足背静脉同时缓慢注入后，行双踝关节至双肺前、后位平面图

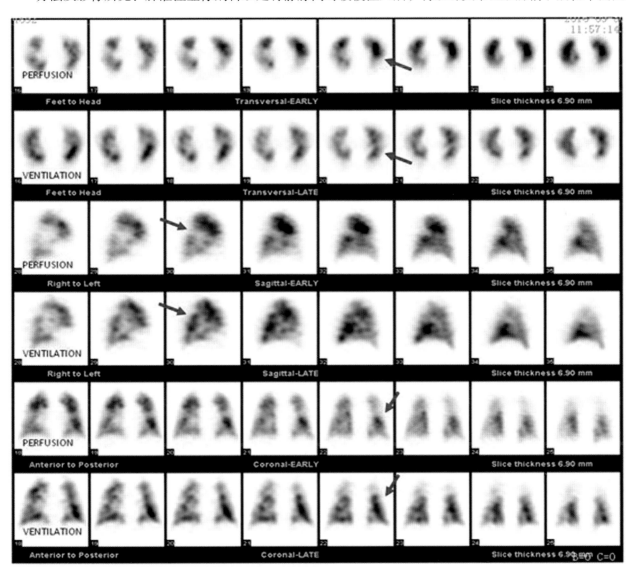

病例图 29-1 肺通气 / 灌注断层显像：奇数排为灌注断层显像，偶数排为通气断层显像。蓝箭头示肺灌注与通气显像"不匹配"区域。

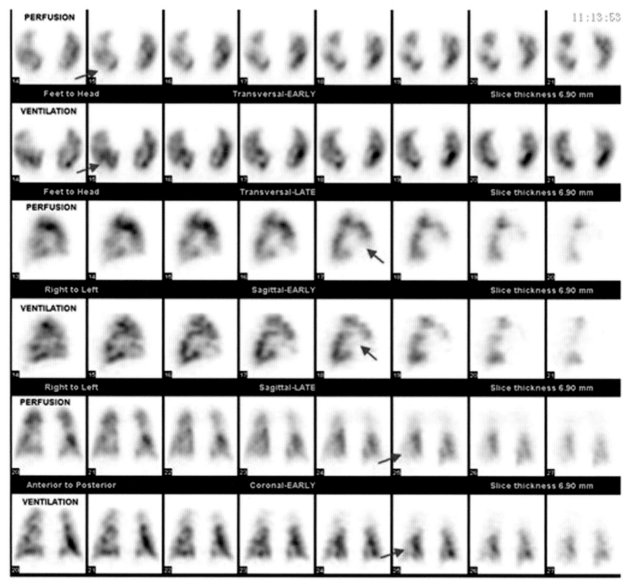

病例图 29-2 肺通气 / 灌注断层显像：奇数排为灌注断层显像，偶数排为通气断层显像。红箭头示肺灌注与通气显像"匹配"区域。

像采集。图像采集速度为 30 cm/min，之后去除止血带且双下肢屈伸运动 2 ～ 3 min 后行延迟显像（病例图 29-3）。结果示双下肢浅、深静脉显影清晰，可见双下肢腘静脉回流中断伴网状侧支循环形成；双侧髂静脉回流通畅；左侧小腿深静脉基本通畅，左侧小腿浅静脉迂曲；右侧小腿深静脉显像剂通过缓慢，显影淡；右侧小腿浅静脉迂曲。

检查意见：双下肢静脉术后；双下肢腘静脉梗阻伴侧支循环；双侧小腿浅静脉功能不全。

病例相关知识及解析

2014 版欧洲心脏病学会急性肺血栓栓塞症诊断治疗指南（以下简称"指南"）提出[1]：对于肺栓塞（PE）高危患者，强调尽早行 CT 肺动脉造影（CTPA）明确诊断；肺栓塞非高危患者进一步分为肺栓塞高度临床可能性和肺栓塞低中度临床可能性 2 组，对于肺栓塞高度临床可能性的患者，强调行 CTPA 明确诊断；对于肺栓塞低中度临床可能性的患者，可以先行 D- 二聚体检查及其他影像学检查。

肺通气 / 灌注显像（V/Q 显像）通过显示肺动脉阻塞导致的肺组织血流灌注缺损而诊断肺栓塞，确

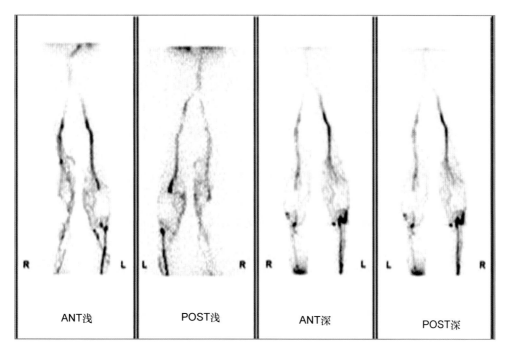

病例图 29-3　前（ANT）、后（POST）位双下肢浅静脉显像（左两图）与深静脉显像（右两图）。

定肺栓塞的部位、范围，是临床诊断肺栓塞的重要检查手段。"指南"中探讨了 V/Q 显像对 PE 的诊断价值，指出：若 V/Q 显像阴性则可明确排除急性肺动脉栓塞诊断，若结果提示高度急性肺动脉栓塞可能，同样被认为有确诊价值。有作者认为，以下情况优先考虑进行 V/Q 显像：疑诊肺栓塞，但存在 CTPA 禁忌证的患者；临床上有中度或高度肺栓塞可能性的患者；肺栓塞患者治疗后随访，评价肺灌注的恢复情况；再次出现症状而临床疑诊肺栓塞复发的患者。V/Q 显像中 COPD 患者肺通气、灌注显像均受损，表现为通气受损较灌注受损更为显著，或肺通气 / 灌注显像 "匹配" 现象，而不同于肺栓塞的通气 / 灌注显像的 "不匹配" 现象，易于鉴别；肺间质性病变早期肺灌注受损程度通常大于肺通气受损程度，可以产生通气与灌注 "不匹配" 现象，易误诊为肺栓塞，结合 CT 影像可以清晰显示肺部间质性病变，为鉴别诊断提供帮助；大动脉炎累及肺动脉时，肺灌注显像可见相应叶、肺段出现灌注减低或缺损，易误诊为肺栓塞，应结合病史、实验室检查等进行诊断。该患者高龄，长期发作性晕厥，既往有肺栓塞病史、双下肢静脉手术史，且有阵发性房颤、D- 二聚体增高，具有较多肺栓塞的高危因素。该患者肺灌注显像可见多发肺段或亚肺段性显像剂减低或缺损区，与肺通气显像呈 "不匹配" 现象，故考虑为多发肺栓塞。同时本例患者肺通气与灌注显像上均可见双肺多发小斑片状显像剂减低或缺损区，肺通气与灌注显像呈基本 "匹配" 现象，且肺灌注显像减低或缺损区不呈节段性分布，结合病史考虑为存在慢性阻塞性肺疾病（COPD）。该患者双下肢腘静脉走行区域显影中断，其周围可见侧支循环形成，故考虑为腘静脉梗阻伴侧支循环形成。

"指南"强调了 D- 二聚体对 PE 的早期筛查价值，血浆 D- 二聚体阴性可作为 PE 低中度临床可能性的排除标准[2]。研究表明，D- 二聚体具有较高的阴性预测值，是目前筛选 PE 的主要方法，V/Q 显像结合血浆 D- 二聚体分析可以提高诊断 PE 的特异性和准确性，减少误诊和漏诊发生率[3]。因此，血浆 D- 二聚体增高的患者应警惕肺栓塞的存在。

V/Q 显像是临床诊断肺栓塞的重要检查手段，但平面显像因组织重叠，容易掩盖深部病灶和（或）较小病灶，而断层显像从冠状面、矢状面和水平面三个断面显示病灶，从而能够准确评价放射性分布异常肺段的病变范围和程度，发现更多肺段及亚肺段的较小病变，使病灶的检出率较平面显像分别提高 12.8% 和 82.6%。

PE 的高危因素还包括下肢血栓形成等。双下肢浅、深静脉显像是诊断下肢深静脉栓塞有效且无创的方法之一。下肢深静脉血栓和 PE 具有共同的危险因素：静脉血液淤滞、静脉系统内皮损伤及血液高凝状态等。因此，临床上在诊断 PE 的同时，必须注意是否存在下肢深静脉血栓；同样，在诊断下肢深静脉血栓的同时，需排除有无并发 PE。因此临床怀疑肺栓塞的患者同时进行 V/Q 显像及双下肢浅、深静脉显像，可以一站式获得较多的信息，为临床诊断及治疗决策提供重要的依据。

对于 PE 高危患者，强调尽早行 CTPA 明确诊断，对于肺栓塞低中度临床可能性的患者，可以先行 D- 二聚体检查及其他影像学检查[4]。V/Q 显像是临床诊断肺栓塞的重要检查手段，也适用于高度或中度临床可能性患者诊断及肺栓塞患者治疗后随访。本病例患者有多种高危因素，属于 PE 高危患者，应首选 CTPA 确诊，但由于该患者有慢性肾病，不宜行 CTPA，因此 V/Q 显像是最适宜此患者的检查方法。V/Q 断层显像较平面显像可发现更多肺段及亚肺段的较小病变。因此，在实际工作中，应结合"指南"及患者情况制订较为合理的 V/Q 断层显像及双下肢显像方法，为临床对 PE 进行诊断与制订治疗决策提供更可靠的依据。

参考文献

［1］Konstantinides S V，Torbicki A，Perrier A，et al. 2014 ESC Guidelines on thediagnosis and management of acute pulmonary embolism. Eur Heart J，2014，35：3145-3146.

［2］Linkins L A，Bates S M，Lang E，et al. Selective D-dimer testing for diagnosis of a first suspected episode of deep venous thrombosis：a randomized trial. Ann Intern Med，2013，158（2）：93-100.

［3］周新建，朱玉莲，赵媛，等 . 肺通气 / 灌注显像结合 D- 二聚体在肺栓塞中的诊断价值 . 标记免疫分析与临床，2015，22：885-889.

［4］Peng Y H，Liao W C，Chung W S，et al. Association between obstructive sleepapnea and deep vein thrombosis/pulmonary embolism：a population-basedretrospective cohort study. Thromb Res，2014，134：340-345.

（张娟 李眉）

病例 30 肺通气 / 灌注显像评估急性肺栓塞治疗疗效

病史及检查目的

患者男性，76 岁，4 个月前因外伤出现右侧胫骨骨折，行保守治疗。2 个月前因出现右下肢肿痛，伴发胸闷再次就诊。行彩色多普勒超声检查提示右侧下肢静脉血栓形成伴部分再通，右侧股浅静脉以下水平管腔内可见实质回声；实验室检查发现血浆 D- 二聚体增高；肺通气 / 灌注显像示肺内多发楔形灌注减低区，通气显像未见异常（病例图 30-1）。临床诊断为肺栓塞后行抗凝、溶栓治疗。患者胸闷症状逐渐缓解。现为进一步评估疗效，再次行肺通气 / 灌注显像（病例图 30-2）。

治疗前、后肺通气 / 灌注显像

影像所见：治疗前肺灌注显像八体位平面像示：双肺显影清晰，右肺上叶局部见显像剂分布稀疏区，进一步行 SPECT/CT 显像定位于右肺上叶尖段和前段，呈楔形显像剂分布缺损区；通气显像中相应部位放射性分布未见明显异常，呈灌注显像与通气显像"不匹配"（病例图 30-1，红箭头）。治疗后肺通气 / 灌注显像示：双肺野放射性分布均匀，原灌注显像中右肺上叶显像剂分布缺损区基本消失，通气显像亦未见明显异常（病例图 30-2）。

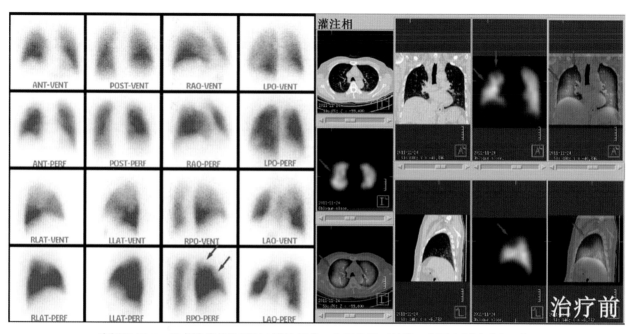

病例图 30-1　患者治疗前肺通气 / 灌注显像。左图为平面显像，右图为断层融合显像。

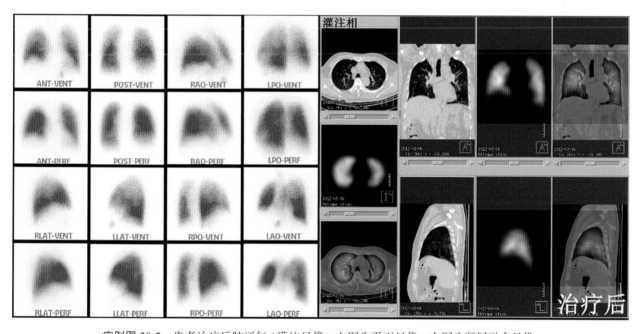

病例图 30-2　患者治疗后肺通气 / 灌注显像。左图为平面显像，右图为断层融合显像。

　　检查意见：治疗前右肺上叶尖段和前段血流灌注缺损，通气正常，结合临床符合急性肺动脉血栓栓塞表现；治疗后右肺上叶血流灌注缺损区消失，提示治疗有效。

病例相关知识及解析

　　作为评价急性肺栓塞治疗疗效的方法，肺通气 / 灌注显像（V/Q 显像）具有简便、可靠、直观，并可进行定量分析的特点。临床上通常在治疗后 3 个月内以 V/Q 显像进行随诊，不仅能观察疗效，还可以评价有无肺栓塞的复发或发生慢性肺栓塞[1-4]。与 CTPA 比较，V/Q 显像具有以下优势：①阴性预测值和准确性较高，不能确诊病例占比≤ 4%，容易确定治疗后是否残存肺动脉栓塞；②相对低的辐射剂量使得 V/Q 显像可多次进行，几乎无不良反应；③ V/Q SPECT 定量和定位能力强，有利于系列对比分析肺血流灌注缺损的变化。因此，V/Q 显像在肺栓塞患者的治疗后随访中具有独特的临床应用价值。值得提出的是，临床若单以评价 PE 疗效为目的进行检查时，单独使用灌注显像也是一种可选择的方法。研究表明，应用核素肺灌注显像可以准确观察溶栓后肺血流灌注的动态变化过程，特别是对于急性肺栓塞的治疗疗效评估，该方法简便、可靠，可作为常规检查方法。

目前随着医学技术的进步，成像设备 SPECT/CT 已逐步取代 SPECT，与以往常规使用的多体位平面显像相比，肺灌注显像中使用 SPECT/CT 可使诊断准确性进一步提高[5]。平面显像中由于解剖肺段重叠常存在许多诊断难题，如将灌注缺损定位到特定肺段较困难；不同患者间肺段的形状和大小差异对准确判断栓塞的范围提出了挑战；栓塞灶与灌注正常肺段重叠可能不易被发现；无法显示右肺下叶内基底段等。与平面显像相比，SPECT 显像更易发现肺段及亚肺段的灌注缺损，而 CT 影像的加入则进一步提供了病灶的解剖定位信息，因此，综合两种影像进行判断无疑有助于鉴别肺栓塞以外的其他肺部疾患，有助于提高 V/Q 显像报告的准确性和特异性。

参考文献

［1］Roach PJ，Schembri GP，Bailey DL. V/Q scanning using SPECT and SPECT/CT. J Nucl Med，2013，54：1588-1596.

［2］姚稚明，王辰 . 肺通气灌注显像在肺栓塞临床处理过程中的应用价值 . 中华医学杂志，2012，92：1813-1815.

［3］Gutte H，Mortensen J，Jensen CV，et al.Detection of pulmonary embolism with combined ventilation-perfusion SPECT and low-dose CT：head-to-head comparison with multidetector CT angiography. J Nucl Med，2009，50：1987-1992.

［4］方纬，史蓉芳，刘秀杰，等 . 核素肺灌注显像对急性肺血栓栓塞症的溶栓疗效的观察 . 中华结核和呼吸杂志，2003，26：77-80.

［5］Reinartz P，Wildberger JE，Schaefer W，et al. Tomographic imaging in the diagnosis of pulmonary embolism：a comparison between V/Q lung scintigraphy in SPECT technique and multislice spiral CT. J Nucl Med，2004，45：1501-1508.

（李蓓蕾）

病例 31　肺灌注显像评估肺栓塞性肺动脉高压内膜剥脱术/球囊扩张成形术疗效

病史及检查目的

患者男性，52 岁，自述 1 年前晨起突感明显胸闷，外院急诊 CT 肺动脉造影（computed tomography pulmonary angiography，CTPA）示右肺上叶动脉肺栓塞，给予肝素及华法林抗凝治疗后症状好转，后规律服用华法林。半年前因再次出现活动后胸闷症状入住本院，入院后肺灌注显像检查示双肺多发血流灌注减低；同期 CTPA 发现右肺动脉主干、右肺各段分支及左肺下叶背段、前 / 外基底段肺栓塞；超声心动图示右心房增大，右心室肥厚，肺动脉增宽，估测肺动脉收缩压 92 mmHg，右心功能减低。综合各项检查，诊断为慢性血栓栓塞性肺动脉高压（chronic thromboembolic pulmonary hypertension，CTEPH）。后患者行双侧肺动脉血栓内膜剥脱术（pulmonary thromboendarterectomy，PTE），PTE 术后复查肺灌注显像提示病情有所改善，但同期超声心动图测肺动脉收缩压无改善（96.1 mmHg），CTPA 检查示双肺仍有多叶段肺动脉慢性血栓形成。患者在随后的 3 个月内分别接受了 3 次肺动脉球囊扩张成形术（balloon pulmonary angioplasty，BPA），治疗结果见病例图 31-1。BPA 术后再次行肺灌注显像，提示双肺血流灌注改善明显（病例图 31-2）。

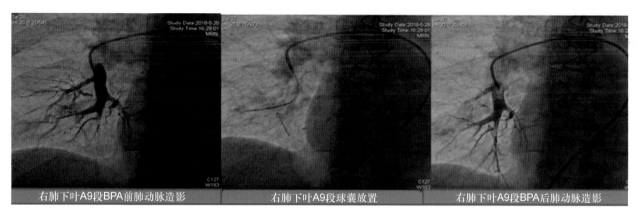

| 右肺下叶A9段BPA前肺动脉造影 | 右肺下叶A9段球囊放置 | 右肺下叶A9段BPA后肺动脉造影 |

病例图 31-1　患者肺动脉球囊扩张成形术结果。

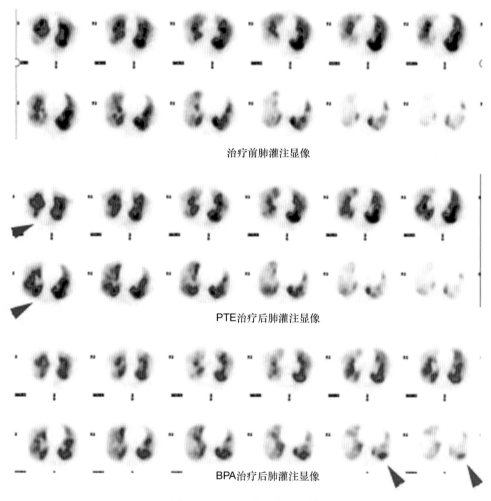

治疗前肺灌注显像

PTE治疗后肺灌注显像

BPA治疗后肺灌注显像

病例图 31-2　肺灌注断层显像。

病程不同时期肺灌注显像

患者治疗前肺灌注断层显像见双肺多发肺段、亚肺段放射性分布稀疏缺损区，符合双肺多发肺栓塞表现；患者 PTE 治疗后肺灌注断层显像中双肺仍可见多发放射性分布稀疏缺损区，但右肺上叶后段、右肺中叶内侧段、右肺下叶背段、后/外基底段亚段血流灌注较治疗前有所改善；患者在接受多次 BPA 治疗后，肺灌注断层显像示左肺下叶后基底段亚段血流灌注较前改善，双肺放射性分布趋向均匀，提示双肺血流灌注进一步改善。

病例相关知识及解析

CTEPH 是由于急性肺栓塞未经有效治疗或反复发作的慢性肺栓塞而导致的肺动脉高压。病理机制为肺动脉内机化血栓和内膜纤维增生机械性地阻塞肺动脉血管床，同时伴发不同程度非阻塞部位小肺动脉的重构，破坏肺通气 / 灌注平衡，使肺动脉压力持续升高，右心负荷增加，最终出现进展性右心衰竭。多普勒超声心动图、CTPA 及核素肺灌注显像是临床评价 CTEPH 的常用影像学方法。超声心动图可直接提供肺动脉压力及心功能参数，但不能直接提供肺血流灌注的信息。CTPA 可准确评价肺动脉主要分支血管的通畅程度，但其对肺远端小血管的评价存在局限性，且辐射剂量大于肺灌注显像。肺灌注显像可直观地显示肺血流的分布状况，对于急性肺动脉血栓栓塞的诊断与溶栓疗效判断的价值已为临床所肯定。与肺动脉血管造影相比，肺灌注显像具有无创及可重复检查等优点。CTEPH 患者的 V/Q 显像通常表现为肺叶或肺段性通气 / 灌注不匹配（提示肺近端血管病变）和（或）亚段性通气 / 灌注不匹配（提示肺远端血管病变）。

临床治疗 CTEPH 的方法包括：①手术治疗，即 PTE，是目前指南推荐的首选治疗方法。PTE 需要切开胸骨，建立体外循环，在深低温及完全停止循环的条件下去除肺动脉血栓。此方法创伤性较大，需承担术后并发症风险，如心律失常、心包积液、胸腔积液、肺不张、伤口感染及再灌注肺水肿等。②肺动脉高压靶向药物治疗，用于不能接受 PTE 或 PTE 术后的替代疗法。③介入治疗，即 BPA，它是一种新型的应用介入技术进行单纯球囊扩张或辅以支架以减轻肺动脉的狭窄或梗阻的侵入性较小的治疗方法[1]，适用于合并较重外周（段水平以下）肺动脉受累且不适合行 PEA、合并严重合并症或其他原因导致无法接受 PEA 或 PEA 术后残余肺动脉高压的 CTEPH 患者（如本病例所示）。

PTE 可明显改善 CTEPH 患者的肺血流灌注，降低肺动脉压力，而通过手术前、后肺灌注显像对肺血流量进行定性及半定量分析，可有效评估 PEA 的成功及疗效[2]。然而，观察本病例患者的 PTE 术前和术后检查结果可以看出，尽管肺灌注显像结果显示肺血流灌注较前改善，但肺动脉收缩压检测却无改善，并且同期肺动脉造影证实右肺动脉干栓子消失，而肺段血管仍狭窄、闭塞。这种情况的出现考虑主要与 PTE 对于解除肺动脉远端病变能力有限相关。临床研究表明 BPA 能显著改善右心功能[3]，且血流动力学的改善程度与恢复再通的血管数量成正比[2]。鉴于本例患者符合 BPA 的适应证，故采用了 BPA治疗，经多次 BPA 治疗后，肺动脉收缩压以及肺血流灌注均较前明显改善。由此可见，肺灌注显像在CTEPH 患者的整个治疗过程中发挥重要的作用，为临床制订诊治策略、评估疗效提供客观可靠的依据。

参考文献

［1］Mahmud E，Behnamfar O，Ang L，et al. Balloon pulmonary angioplasty for chronic thromboembolic pulmonary hypertension. Interv Cardiol Clin，2018，7：103-117.

［2］席笑迎，陈碧希，高伟，等. 肺灌注断层显像评价肺动脉血栓内膜剥脱术对慢性血栓栓塞性肺动脉高压的疗效. 中国医学影像技术，2016，33：1148-1152.

［3］Koike H，Sueyoshi E，Sakamoto I，et al. Correlation between lung perfusion blood volume and SPECT images in patients with chronic thromboembolic pulmonary hypertension by balloon pulmonary angioplasty. Clin Imaging，2018，49：80-86.

（武姣彦　王丽　杨敏福）

病例 32　肺灌注显像诊断动脉导管未闭相关肺动脉高压

病史及检查目的

患者女性，26 岁，间断活动后气短 3 年。患者 3 年前开始出现上 5 ～ 6 层楼后自觉气短、心悸，无大汗、胸闷、胸痛，无头晕、头痛、晕厥等不适，休息 5 ～ 10 min 症状可自行好转。外院超声心动图示先天性心脏病，动脉导管未闭，卵圆孔未闭，重度肺动脉高压。为求进一步诊治收入肺血管与血栓病区。以协助明确肺动脉高压病因为目的，行 99mTc-MAA SPECT 肺灌注显像（病例图 32-1）。

肺灌注显像检查

方法及影像所见：按常规方法静脉注射 99mTc-MAA 后行八体位平面显像。结果示，双肺放射性分布不均匀，可见多发片状放射性分布稀疏区，以左肺为著，但未见明确呈肺段分布的异常放射性稀疏或缺损区；同时见心影增大。

检查意见：双肺血流灌注不均匀受损，左肺为著，符合肺动脉高压改变。

病例相关知识及解析

临床上多被用于肺栓塞诊断的核素肺通气 / 灌注显像，由于其灵敏度高，通常比 CTPA 更易诊断出肺段以下水平的肺栓塞，同时也被国内外指南推荐为肺动脉高压查因流程中诊断第四大类肺动脉高压——慢性血栓栓塞性肺动脉高压的首选影像学方法。肺栓塞在通气 / 灌注显像上的表现为呈肺段性或亚肺段性分布的血流灌注受损，而相应区域的肺通气功能保留，呈通气 / 灌注不匹配。随着 SPECT/CT 断层采集以及融合技术的进步，肺通气 / 灌注断层显像开展得越来越普遍。临床实践中发现，对于诊断慢性血栓栓塞性肺动脉高压，断层显像确实可以发现更多微小的肺栓塞，但就个体水平而言，平面和断层显像的诊断效能相当[1]，所以目前临床仍保留着平面显像的采集流程。

尽管肺通气 / 灌注显像对肺栓塞有很高的诊断灵敏度，但导致通气 / 灌注不匹配影像表现的病因却不仅限于肺栓塞。在最为常见的肺动脉高压查因的临床应用场景中，通常需要与先天性心脏病相关性肺动脉高压、大动脉炎累及肺动脉、纤维素性纵隔炎、肺动脉占位等导致肺动脉狭窄、闭塞性改变而引起

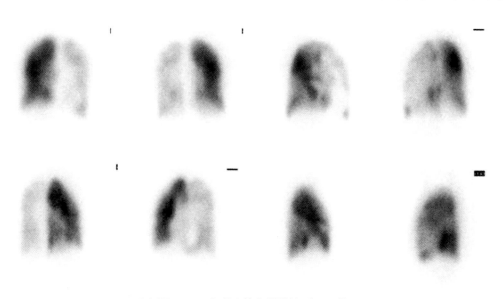

病例图 32-1　患者八体位肺灌注平面显像。

肺动脉高压的疾病相鉴别。

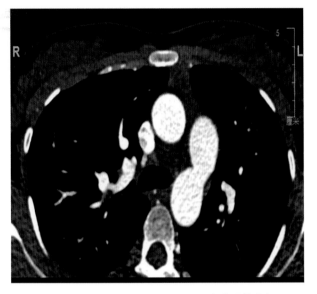

病例图 32-2　患者心脏增强 CT 示动脉导管未闭。

本例患者的肺灌注显像的图像特点为双肺弥漫血流灌注分布不均匀，但明显以左肺为著，易误诊为左肺动脉主干栓塞。当结合病史，尤其心脏增强 CT 检查示降主动脉同左肺动脉间动脉导管未闭（缺损范围约 12.4 mm），可以解释左肺动脉由于长期左向右分流导致肺小血管重构，引起左肺血流灌注明显受损（病例图 32-2）；而右肺的血流灌注呈片状不均匀，则考虑为左肺血管重构、肺血管阻力升高，进一步肺动脉压力升高后对右肺小血管造成损伤所致。因此，肺灌注显像可以提示双肺血流灌注分布不均匀，为先天性心脏病所致，本例患者肺动脉高压的病因考虑为先天性心脏病、动脉导管未闭，而非肺栓塞。

与本例患者情况相同的另一动脉导管未闭患者，其心脏增强 CT 扫描示主动脉弓峡部与左肺动脉间导管未闭，缺损约 21 mm，该患者同时进行了肺通气与灌注显像，结果表现左肺弥漫肺通气/灌注不匹配（病例图 32-3）。除此之外，临床常见的房间

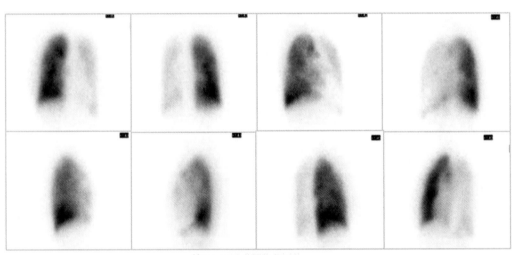

99mTc-MAA肺灌注显像

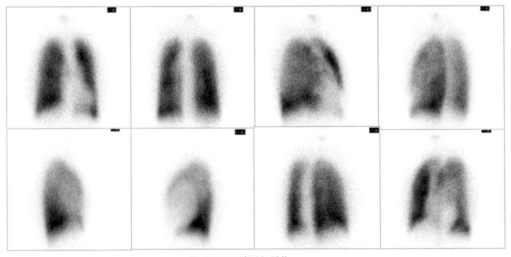

Technegas肺通气显像

病例图 32-3　另一动脉导管未闭患者的肺灌注/通气显像。

隔缺损（房缺）、室间隔缺损（室缺）等先天性心脏病相关肺动脉高压患者也可表现为双肺斑片状血流灌注分布不均匀（病例图 32-4），这种肺血流灌注受损一般认为与肺动脉高压时弥漫性肺小血管重构及广泛小血管原位血栓形成相关，而肺灌注显像中放射性稀疏缺损不呈肺段性分布，是与肺栓塞相鉴别的要点。

另一方面，某些肺动脉高压患者，如抗磷脂综合征相关肺动脉高压、系统性红斑狼疮相关肺动脉高压等，因本身存在血栓风险，有高凝倾向，可能合并发生肺栓塞[2-3]，在肺通气/灌注显像上可能同时出现呈肺段性分布的通气/灌注不匹配与不呈肺段性分布的肺灌注受损并存的情况。因此，对于肺动脉高压查因而言，需根据病史、其他辅助检查等综合判断肺栓塞是导致肺动脉压力升高的首要因素还是合并症，而不能仅仅因为肺通气/灌注显像提示肺栓塞就直接诊断为第四大类肺动脉高压，因为不同类型的肺动脉高压治疗方式和预后十分不同。

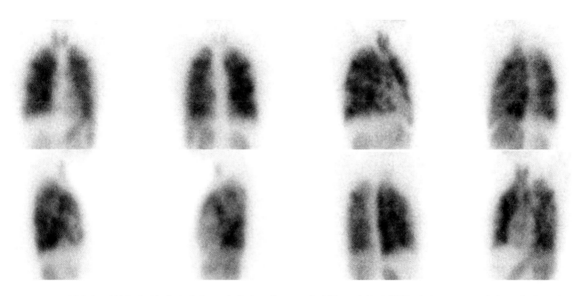

病例图 32-4 一例房间隔缺损相关肺动脉高压肺灌注显像示双肺弥漫斑片状放射性稀疏，另可见右向左分流所致的甲状腺、脾脏、肾脏等体循环器官显影。

参考文献

［1］Wang L，Wang M，Yang T，et al. A prospective，comparative study of ventilation-perfusion planar imaging and ventilation-perfusion SPECT for chronic thromboembolic pulmonary hypertension. J Nucl Med，2020，61（12）：1832-1838.

［2］Yeo J，Shin N，Ahn KJ，et al. Pulmonary arterial hypertension due to antiphospholipid syndrome initially mimicking chronic thromboembolic pulmonary hypertension. Clin Hypertens，2022，28（1）：10.

［3］Chung WS，Lin CL，Chang SN，et al. Systemic lupus erythematosus increases the risks of deep vein thrombosis and pulmonary embolism：a nationwide cohort study. J Thromb Haemost，2014，12（4）：452-458.

（汪蕾 方纬）

病史及检查目的

患者女性，57岁，呼吸困难伴剑突下疼痛1年，出现乏力1月余。2014年3月因心房颤动于外院行射频消融术后呼吸困难，伴剑突下痛，左侧卧位为甚，夜间不能平卧，伴反复胸闷，无发热咳喘及双下肢水肿等症状，当年12月再次行肺静脉成形术（PTA）和三尖瓣成形术（TVP），并口服螺内酯、呋塞米、硝酸异山梨酯（消心痛），既往有三尖瓣重度关闭不全、肺动脉高压史。入院查体：脉搏83次/分，BP 95/59 mmHg。神志清楚，面容正常，胸骨左缘4～5肋间闻及2/6级收缩期吹风样杂音。听诊双肺呼吸音清，未闻及干湿啰音及胸膜摩擦音。剑突下压痛（＋），无反跳痛。双下肢无水肿。实验室检查：脑钠肽238.3 pg/ml↑，D-二聚体1.13 mg/L↑，国际标准化比值（INR）1.10，球蛋白19.9 g/L↓，总蛋白60 g/L↓，总胆红素（TBIL）23.3 μmol/L，直接胆红素（DBIL）9.8 μmol/L↑。胸部X线示双肺纹理增强，考虑间质性肺水肿；双下肢动脉＋深静脉超声双下肢动脉散在细小粥样硬化斑块形成，双下肢深静脉回流通畅；心脏彩超示升主动脉增宽，肺动脉增宽并重度肺动脉高压，右心增大，三尖瓣重度关闭不全，左侧两支肺静脉及右侧一支肺静脉入左心房口处血流加速，LVEF 53%。为明确呼吸困难原因，确定有无肺栓塞行肺灌注显像。

肺灌注显像检查

检查方法：患者取仰卧位，静脉缓慢注射显像剂 ^{99m}Tc-MAA 后嘱患者规律深呼吸，即刻行肺灌注平面显像（病例图33-1）及SPECT/CT显像（病例图33-2）。

影像所见：右肺上叶尖段、中叶及下叶，左肺下叶放射性分布缺损；右肺上叶前段、后段放射性分布明显稀疏；左肺上叶放射性分布较均匀。另双肺CT显示双侧肺纹理增粗紊乱；右肺上叶前段及下叶外基底段可见斑片影；余双肺未见明显实变影及异常密度影；心影增大；右侧胸腔可见液性密度影。

检查意见：右肺上叶尖段、中叶及下叶，左肺下叶未见明显血流灌注，考虑大面积肺栓塞；右肺上叶前段、后段血流灌注减低，提示肺栓塞可能性大；右肺上叶前段及下叶外基底段少许感染；右侧胸腔积液。

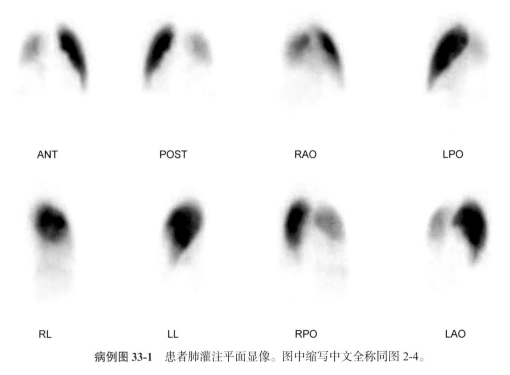

ANT	POST	RAO	LPO
RL	LL	RPO	LAO

病例图33-1　患者肺灌注平面显像。图中缩写中文全称同图2-4。

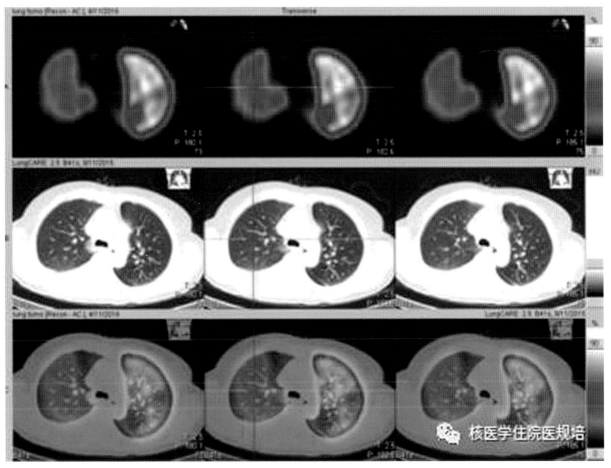

病例图 33-2　患者肺灌注 SPECT/CT 显像。

危急值上报与临床治疗经过

该患者检查时一般情况良好，无明显呼吸困难及胸闷。当检查过程中发现肺部可能存在大面积栓塞时，立即电话口头报告临床医生，并向患者及家属告知病情风险。临床随后给予患者螺内酯片（安体舒通）和华法林治疗，患者病情基本处于稳定状态。3 个月后于他院再次行肺静脉支架植入术，术后症状明显好转，无明显呼吸困难，可进行轻微体力活动。

病例相关知识及解析

肺灌注显像剂为 ^{99m}Tc 标记的大颗粒聚合人血白蛋白（^{99m}Tc-MAA），其直径为 10 ～ 60 μm，可一过性嵌顿在肺毛细血管或肺小动脉，其在肺内的分布与局部肺血流量成正比。正常人肺内放射性分布基本均匀，常规显像注入颗粒数约（20 ～ 70）万，一过性阻塞的肺毛细血管数量仅占全部肺毛细血管的1/1500，故不引起明显的血流动力学改变和肺功能变化。然而，在肺灌注显像临床操作过程中，以下方面的问题应予以注意：①注射显像剂前后鼓励患者深呼吸，使药物充分均匀地分布于肺的各个部位；②注射前轻轻摇匀，注射时避免回抽血过多，以防止血液与 MAA 凝聚成大颗粒造成"热点"假象；③注射显像剂速度要缓慢，特别对肺血管床破坏严重的患者，如在慢性肺源性心脏病（肺心病）时，绝不可采用"弹丸"注射，并密切观察患者反应，以免引起急性肺动脉压增高造成意外；④由于血流量和 ^{99m}Tc-MAA 受重力影响，坐位注射时肺尖放射性稍低，肺周边及肋膈角略呈稀疏；仰卧位注射时，背侧肺内放射性稍高。对疑诊原发性肺动脉高压者，应采用坐位注射。

本病例向我们提示出临床操作过程中另一个值得注意的问题，即注意执行临床危急值上报。所谓的危急值（critical values）是指某项检查异常结果出现时表明患者可能正处于有生命危险的边缘状态，临床医生需要及时得到信息，迅速给予患者有效的干预措施或治疗，否则就有可能出现严重后果，失去最佳抢救机会。在核医学检查过程中如发现大面积肺栓塞、大面积心肌梗死、大面积脑梗死、脏器破裂等情况，应立即与临床沟通，并执行临床危急值报告制度，以使患者在第一时间得到有效的治疗[1-3]。

　　本例患者尽管在检查过程中一般情况良好，步态平稳，无明显呼吸困难及胸闷。但检查过程中技术员第一时间发现肺部可能存在大面积栓塞，随即报告上级医生并引起重视，密切观察询问患者情况，核实后立即电话口头报告临床医生，向患者及家属告知病情风险。回顾病史得知该患者辗转四家医院就医，最初因房颤入院，相继行房颤射频消融术、肺静脉成形术、三尖瓣成形术、肺静脉支架植入术，心功能Ⅱ～Ⅲ级，并有肺动脉高压史。房颤易并发血栓栓塞，是肺血栓栓塞的危险因素[4-5]。导管射频消融手术已经成为治疗房颤重要而有效的手段，而肺静脉狭窄却为其术后严重的并发症[6]，一般出现在术后3～6个月，多发于肺静脉汇入左心房的开口部位，该患者情况与之符合（该患者心脏彩超示升主动脉增宽，肺动脉增宽并重度肺动脉高压，右心增大，三尖瓣重度关闭不全，左侧两支肺静脉及右侧一支肺静脉入左心房口处血流加速），且易并发严重肺淤血、肺动脉高压。房颤并发血栓形成，肺静脉狭窄肺静脉压增高，也会加重肺动脉高压，且肺血流淤滞，增加血栓栓塞的风险，从而形成肺血栓栓塞性肺动脉高压。本患者抗凝治疗后又行肺静脉支架植入术，症状有所缓解。

参考文献

［1］李娟，刘保军，赵峰，等.肺通气/灌注显像与HCTPA诊断肺动脉栓塞的价值.中华核医学杂志，2005，25：105-107.

［2］王峰，李全，董薇，等.同机低剂量CT在肺通气/灌注SPECT显像诊断肺栓塞中的价值［J］.中华核医学与分子影像杂志，2011，31（5）：320-323.

［3］姚稚明，王展.肺通气/灌注显像在肺栓塞临床处理过程中的应用价值［J］.中华医学杂志，2012，92（26）：1813-1815.

［4］Saad E B，Rossillo A，Saad C P，et al. Pulmonary vein stenosis after radiofrequency ablation of atrial fibrillation. Circulation，2003，108（25）：3102-3107.

［5］Kucher N，Goldhaber S Z. Risk stratification of acute pulmonary embolism.Semin Thromb Hemost JT-Seminars in Thrombosis and Hemostasis，2006，32（8）：838-847.

［6］刘洪沛，曾恋，黄涛.支架植入术治疗房颤射频消融术后肺静脉狭窄的疗效观察.重庆医学，2015，8（44）：3365-3366.

（李坤　曹国祥　兰晓莉）

II. 其他肺疾病通气/灌注显像

病例34　肺血管炎致肺灌注显像异常

病史及检查目的

　　患者女性，41岁，因"胸闷、气短5年，加重半年"入院。患者自5年前无明显诱因出现活动后胸闷、气短，近半年症状加重，伴活动耐量下降。患者自发病以来无发热、咳嗽咳痰，多次于外院就诊未明确诊断。既往体健。入院时查体：口唇发绀，颈静脉无怒张，心界向左扩大，双下肢无水肿，双上肢血压对称。实验室检查：血氧饱和度 88.5%（参考值 93.0% ～ 98.0%），氧分压 58.4 mmHg（参考值 83.0 ～ 108 mmHg），二氧化碳分压 34.5 mmHg（参考值 35.0 ～ 45.0 mmHg），C 反应蛋白（CRP）31.1 mg/L（参考值 0.0 ～ 5.0 mg/L），红细胞沉降率（ESR）37 mm/h（参考值 0 ～ 20 mm/h），NT-proBNP 590 pg/ml（参考值 < 125 pg/ml），自身抗体谱（－），余无特殊。超声心动图提示：右心扩大，肺动脉收缩压 99 mmHg（参考值 18 ～ 25 mmHg）。颈部及四肢血管、肾动脉、腹主动脉超声未见明显异常。CT 肺动脉造影（CT pulmonary angiography，CTPA）示：右肺动脉明显变窄，远端分支明显减少、纤细；肺动脉干增宽、大于同层面升主动脉管径（病例图 34-1）。为进一步明确双肺血流灌注情况行 ^{99m}Tc-MAA 肺灌注显像。

^{99m}Tc-MAA 肺灌注显像

静脉注射 ^{99m}Tc-MAA 后，行多体位平面显像（病例图 34-2），结果如下：右肺野内除隐约可见少许放射性分布外，未见明显肺显影；左肺显影基本清晰，放射性分布欠均匀，上部放射性分布多于下部。检查意见：右肺未见明显血流灌注；左肺血流灌注梯度逆转，提示肺动脉高压。结合病史考虑肺血管炎可能，建议临床进一步检查。

临床诊断及治疗

肺灌注显像后患者行右心导管检查，结果提示肺动脉高压。根据 CTPA 及右心导管检查结果，考虑患者存在肺动脉狭窄、肺动脉高压；进一步结合患者临床症状、体征、实验室检查，考虑大动脉炎（Takayasu arteritis，TA）肺动脉累及可能性大。临床给予降肺动脉压力、利尿剂及类固醇激素抗炎等治疗，随后又进行两次肺动脉球囊扩张术扩张右下肺动脉（病例图 34-3）。治疗后 2 个月和 3 个月随访分别行两次 ^{99m}Tc-MAA 肺灌注显像，结果示右肺中、下叶血流灌注持续改善（病例图 34-4）；同期超声心动图估测肺动脉收缩压为 56 mmHg。

病例相关知识及解析

肺灌注显像最主要的临床应用是肺栓塞的诊断和评价[1]。但需要注意的是，肺灌注显像所显示的灌注缺损并不是肺栓塞的独有表现，任何引起肺动脉狭窄、闭塞的疾病均可以引起肺的血流灌注受损而出现类似影像表现，包括肺动脉畸形、动脉炎、肿瘤等。

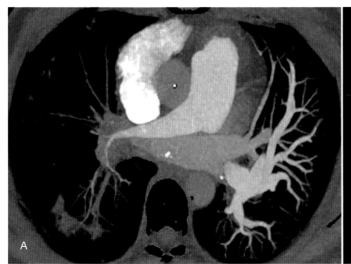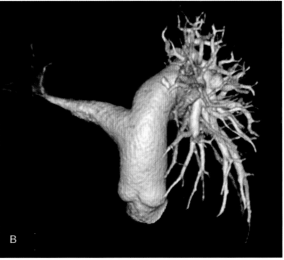

病例图 34-1 患者的 CTPA 图。**A**. 轴位，**B**. 3D 血管成像。

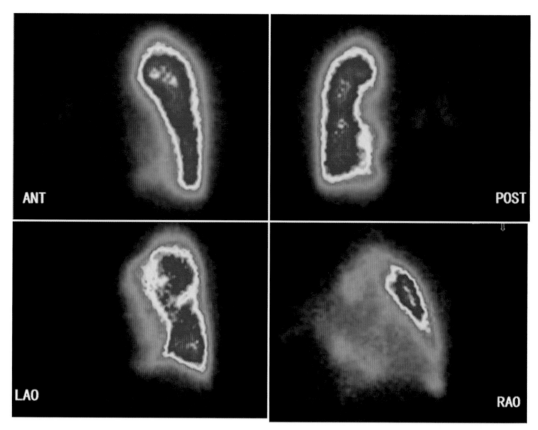

病例图 34-2　肺灌注显像。ANT：前位；POST：后位；LAO：左前斜位；RAO：右前斜位。

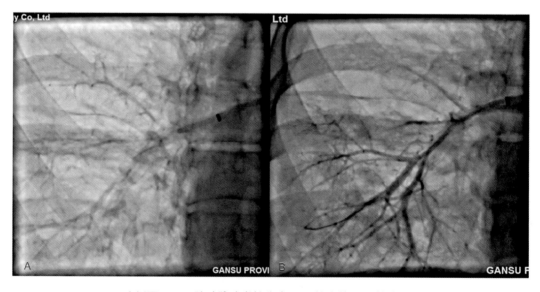

病例图 34-3　肺动脉球囊扩张术。A. 扩张前；B. 扩张后。

　　本病例着重介绍肺灌注显像在协助诊断 TA 累及肺动脉中的应用。大动脉炎是一种累及全身大血管的慢性动脉炎症性疾病，目前病因尚不明确，多与自身免疫功能异常相关，TA 与巨细胞性动脉炎（giant cell arteritis，GCA）不同，GCA 主要发生在高龄患者，西方国家更多见。TA 则多见于 20 ～ 40 岁育龄女性，主要表现为主动脉及其主要分支的多发性、非化脓性、闭塞性炎症，可引起不同部位血管的狭窄或闭塞，也可导致病变处动脉扩张，或形成动脉瘤。TA 的病理特点是受累动脉的全层慢性炎症及中内膜弹力纤维和平滑肌广泛破坏。

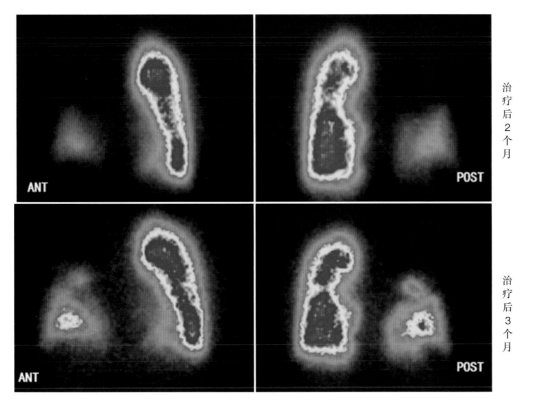

病例图 34-4 治疗后肺灌注显像。ANT：前位，POST：后位。

TA 的临床症状表现复杂多样，常表现为发热、乏力等。在有全身性症状患者中报道有肺动脉受累者占 14% ～ 86%，但单独肺动脉受累者少见，发病率仅占大动脉炎的 3% ～ 4%。病变单纯累及肺动脉时多起病隐匿，全身症状不明显，早期容易漏诊，而患者就医时多合并中、重度肺动脉高压，以劳力性气短、活动耐量下降为表现。大动脉炎累及肺动脉会导致肺动脉压力进行性增高，最终导致右心衰竭甚至死亡。由于大动脉炎肺动脉受累临床上相对少见，诊断需要通过症状、体征、实验室及影像检查综合判断。呼吸困难等为肺动脉病变的特征性临床表现；实验室检查可出现 ESR、CRP 升高；肺动脉造影 / CTPA 可发现肺动脉多发狭窄、迂曲，管腔狭窄与扩张并存，管壁增厚，管腔呈鼠尾状改变，肺动脉干较同层升主动脉明显增宽等；在排除其他引起肺动脉狭窄或闭塞的原因（如先天性肺动脉狭窄或缺如、肺动脉内血栓、肿瘤、白塞病和肺部慢性感染性疾病累及肺动脉）后，可考虑大动脉炎累及肺动脉诊断。

TA 累及肺动脉时肺灌注显像表现为多发肺段、亚肺段灌注缺损，甚至一侧不显影，可与肺栓塞影像表现相似[2]。两者的鉴别要点有：① TA 累及肺动脉多见于中青年女性，不伴有血栓形成的易患因素；②肺栓塞多为活动时突然起病，而 TA 起病隐匿，病程相对较长；③ TA 累及肺动脉患者多伴有血清炎性因子升高；④ TA 累及肺动脉时肺灌注显像中早期受累部位多发生在上叶，而中、下叶受累见于晚期阶段，单侧肺动脉受累者以右肺受累更常见。在 TA 累及肺动脉合并肺栓塞等特殊情况，CTPA 和肺动脉造影将有助于两者鉴别。

TA 累及肺动脉治疗包括药物、介入和手术治疗。早期、活动期患者可予以激素、免疫抑制剂治疗。若有重要部位的严重血管狭窄，可行肺动脉介入治疗（球囊扩张或支架植入）。对重症肺动脉高压患者，为避免右心功能不全导致死亡，应尽早行肺移植手术。本例患者为青年女性，有胸闷、气短等肺动脉病变的临床表现，炎性指标升高，肺灌注显像表现为右肺血流灌注明显减低且有肺动脉高压表现，CTPA 提示右肺动脉的明显狭窄及分支稀疏，排除肺动脉瘤、纤维性纵隔炎及外压性病变，综合以上信息考虑 TA 累及肺动脉。该患者病程长，就诊时已经并发中重度肺动脉高压，但治疗后肺血流灌注图像结果表明血流灌注得到较明显改善。这也从侧面说明了血流灌注显像可用于客观评价临床治疗效果。

参考文献

[1] 王茸，王海军，曹云山，等．肺灌注联合 CT 肺动脉成像对肺动脉狭窄合并肺动脉高血压的诊断价值．兰州大学学报（医学版），2018，44：26-30.

[2] Mekinian A，Devos P，Mirault T，et al. Pulmonary perfusion scintigraphy：a tool to detect the presence of pulmonary artery involvement in Takayasu's arteritis. Presse Médicale，2012，41：e37-e42.

（王海军　王茸）

病例 35　纤维性纵隔炎致肺灌注显像异常

病史及检查目的

患者女性，74 岁，因"活动后胸闷、气短 10 个月，加重 3 天"入院。既往有肺结核感染病史。入院时查体：口唇无明显发绀，双肺呼吸音清，未闻及干、湿啰音，心界不大，双下肢无水肿。实验室检查：NT-proBNP 303 pg/ml（参考值＜ 125 pg/ml），D- 二聚体 0.66 mg/L（参考值＜ 0.50 mg/L），余无特殊。超声心动图提示：双心房、右心室增大，肺动脉收缩压 91 mmHg（参考值 18 ～ 25 mmHg）。双下肢静脉超声未见明显异常。CT 肺动脉造影（CT pulmonary angiography，CTPA）示：双肺多支肺动脉起始处受压变窄，周围见软组织密度影；肺动脉干增宽，大于同层面升主动脉管径，提示肺动脉高压（病例图 35-1）。为进一步明确双肺血流灌注情况行 99mTc-MAA 肺灌注显像。

肺灌注显像

方法及影像所见：静脉注射显像剂 99mTc-MAA 后，行肺灌注六体位平面显像。结果示双肺显影清晰，放射性分布不均匀，右肺上叶及中叶呈放射性分布稀疏区，下叶未见明显异常；左肺上叶放射性分布明显高于下部（病例图 35-2）。

检查意见：右肺上叶及中叶血流灌注减低；左肺血流灌注梯度逆转，提示肺动脉高压。

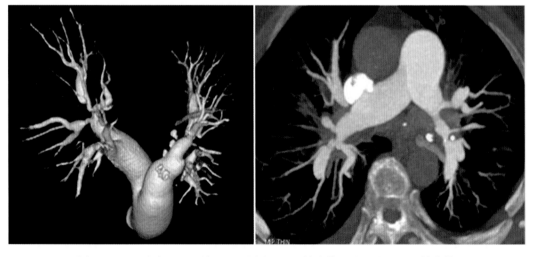

病例图 35-1　患者 CTPA 检查，左图为 3D 血管成像，右图为 CTPA 轴位像。

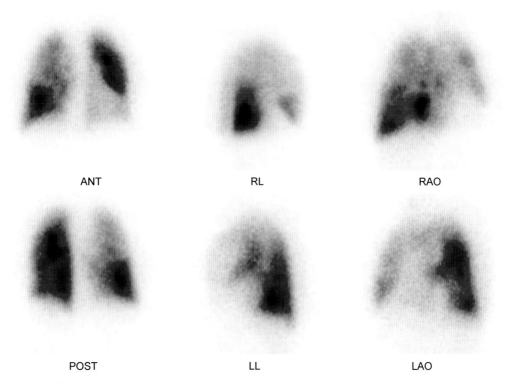

ANT　　　　　　　RL　　　　　　　RAO

POST　　　　　　　LL　　　　　　　LAO

病例图 35-2　患者肺灌注显像。ANT：前位；RL：右侧位；RAO：右前斜位；POST：后位；LL：左侧位；LAO：左前斜位。

临床诊断及治疗

肺灌注显像后患者行右心导管检查，结果提示重度肺动脉高压。肺动脉造影（病例图 35-3）见双肺多支肺动脉起始处局限性狭窄，以右侧肺动脉最明显。根据 CTPA、肺动脉造影及右心导管检查结果，结合患者临床症状、体征、实验室检查及病史，考虑纤维性纵隔炎可能性大。遂行肺动脉球囊扩张术，复查造影可见狭窄较前明显减轻，血流较前明显改善。

病例相关知识及解析

纤维性纵隔炎（fibrosing mediastinitis，FM）是一种纵隔脂肪组织逐渐被纤维组织替代的罕见病。

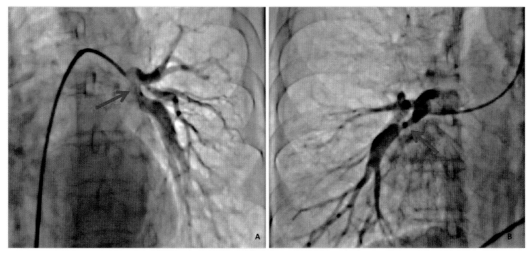

病例图 35-3　肺动脉造影，左图示左肺动脉造影，右图示右肺动脉造影。

纤维组织进行性增殖并逐渐向纵隔蔓延、浸润，从而包绕、压迫纵隔大血管、主支气管、神经和食管[1]。FM 的病理机制尚不清楚，部分患者有结核病史，纤维化过程被认为是活动性肉芽肿疾病的最终表现，可能与免疫原性物质引起强烈的纤维化反应有关，同时也有观点认为和真菌感染有关[2]。肺动脉高压是其严重并发症，是由肺动脉和（或）肺静脉外压性病变所致。2018 年第六届世界肺动脉高压会议对肺动脉高压做出最新分类将其归属于第五大类肺动脉高压。FM 的流行病学尚不明确，目前报道的病例数较少。患者的临床表现与纤维化的严重程度有关，主要有胸痛和劳力性呼吸困难，右心衰竭是最终死亡原因。

FM 通过病史、实验室及影像学检查即可诊断。CT 是诊断 FM 的重要影像学方法，CTPA 提供更多解剖信息，可以明确看到肺动脉和（或）肺静脉近端狭窄，同时看到病变所在的部位、与周围软组织的关系以及纤维化程度[3]。本例患者 CTPA 表现为双肺多个叶及段动脉起始处受压变窄，周围见软组织密度影，结合患者肺结核病史，考虑 FM 的形成与结核有关。但肺灌注图像仅表现为右肺上叶及中叶血流灌注减低。双肺多发肺动脉狭窄，但狭窄程度不一，所导致的血流动力学改变亦不同，肺灌注显像可直观地看到多发动脉狭窄并未全部造成肺灌注受损，而是以右侧肺动脉受累最重，这与肺动脉造影结果一致。而 CTPA 图像可以进一步明确发病原因，在肺动脉狭窄的部位，可以看到多个血管周围软组织密度影，为肿大淋巴结包绕近端血管造成的局限性狭窄。同时临床考虑肺动脉高压为纤维性纵隔炎所引起。

综合影像精准评估在评估疾病严重程度及指导临床决策方面有着重要意义。本病例再次说明肺灌注显像所显示的灌注缺损并不是急性肺栓塞的独有表现，任何引起肺动脉狭窄、闭塞的疾病均可以引起肺的血流灌注受损而出现类似的影像表现。尽管肺灌注显像不能直接诊断 FM，但肺灌注属于功能成像，是检测肺血管病变的灵敏方法，可以一目了然地反映肺部的整体病变，具有敏感、直观等优点，尤其是对于肺血管狭窄和闭塞性病变，肺灌注显像可以敏感地发现肺血流受损的部位、范围及程度。FM 属于肺血管受纵隔纤维外压所致的肺动脉和（或）肺静脉狭窄，结合两种影像方法可以鉴别肺血管原发肿瘤、血管炎、肺栓塞及慢性血栓栓塞性肺动脉高压。

参考文献

[1] Arbra C A, Valentino J D, Martin J T. Vascular sequelae of mediastinal fibrosis. Asian Cardiovascular and Thoracic Annals, 2015, 23: 36-41.

[2] Seferian A, Steriade A, Xavier J, et al. Pulmonary hypertension complicating fibrosing mediastinitis. Medicine, 2015, 94: e1800.

[3] Wu Z, Jarvis H, Howard L S, et al. Post-tuberculous fibrosing mediastinitis: a review of the literature. BMJ Open Respiratory Research, 2017, 4: e000174.

（王海军　王茸）

病例 36　肺动脉狭窄致肺通气 / 灌注显像异常

病史及检查目的

患者女性，73 岁，因"进行性呼吸困难 3 年，加重 25 天"入院。10 个月前超声检查曾示"左下肢静脉血栓"，未进一步治疗。既往有心动过缓病史 20 余年，长期口服"稳心颗粒"治疗；血压偶尔增高，收缩压最高可达 200 mmHg；自诉双手指遇冷水后会出现苍白、青紫，伴麻木、刺痛。查体示：血压 137/80 mmHg（左上肢）、139/80 mmHg（右上肢）；桶状胸，呼吸运动双侧减弱，肋间隙增宽，语颤左侧减弱，双肺叩诊清音，左肺呼吸音减弱，未闻及干湿啰音；双下肢见静脉曲张，无水肿；冷水刺激试验阴性。辅助检查：血气分析：pH7.38，PCO_2 42.3 mmHg，PO_2 87.5 mmHg，SO_2 96.4%；D-二聚体：（－）；双链 DNA（dsDNA）（－）、抗心磷脂抗体（－），核周型抗中性粒细胞胞质抗体（pANCA）（＋），抗核抗体（ANA）1∶80；ESR、CRP（－）。肺通气功能＋舒张试验及超声心动图大致正常；下肢血管超声未见深静脉血栓形成；CTPA＋肺灌注显像：双肺多发纤维化，左肺动脉分支纤细，较右侧少，左肺多发低灌注。为明确有无肺栓塞，遂行两日法肺灌注断层显像（病例图 36-1）与肺通气断层显像（病例图 36-2）。

肺通气 / 灌注断层显像

影像所见：肺灌注显像中双肺野内放射性分布不均匀，可见多发显像剂分布稀疏缺损区。其中左肺上叶前段、尖后段及舌段，左肺下叶后基底段稀疏缺损区相应部位在肺通气显像中可见显像剂填充（红箭头所示）；而右肺下叶前基底段、左肺上叶尖后段局部、左肺下叶外基底段小片状显像剂分布稀疏缺损区相应部位在肺通气显像中未见明显显像剂填充（蓝箭头所示）。

检查意见：左肺上叶前段、尖后段及舌段，左肺下叶后基底段肺灌注与通气显像"不匹配"，结合病史考虑肺栓塞与肺动脉狭窄待鉴别；右肺下叶前基底段、左肺上叶尖后段局部、左肺下叶外基底段肺灌注与通气显像大致"匹配"，考虑慢性阻塞性肺疾病可能性大。

最终临床诊断

患者入院后行右心导管检查＋肺动脉造影示：右心房压力为 7/1（3）mmHg，右心室压力为 33/－1（10）mmHg，肺动脉干压力为 28/5（13）mmHg，肺毛细血管楔压（PAWP）为 9/3（5）mmHg，体循环

灌注

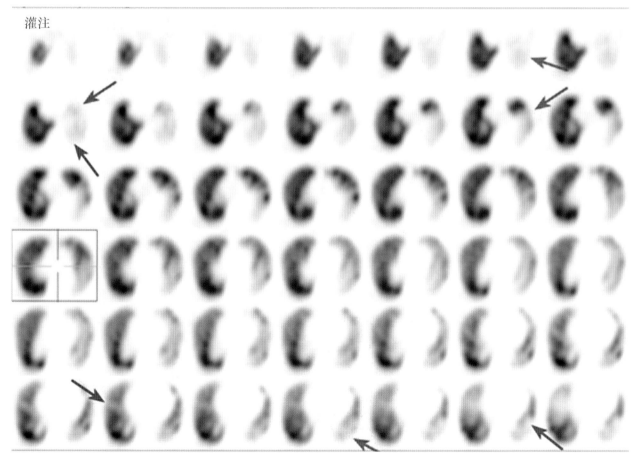

病例图 36-1 患者肺灌注断层显像。

血压为 160/75 mmHg；肺动脉造影示左肺动脉主干及分支纤细，左肺上叶尖后段未见明确显影；右肺动脉未见明显狭窄、闭塞（病例图 36-3）。根据患者病史及多项检查结果，最终临床诊断为左侧肺动脉狭窄并闭锁；慢性阻塞性肺疾病。

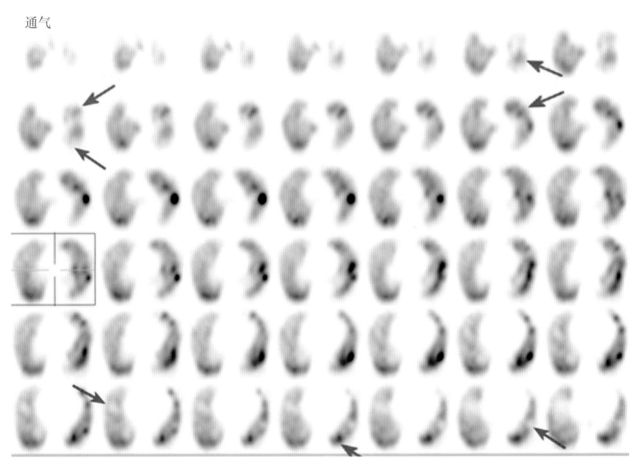

通气

病例图 36-2　患者肺通气断层显像。与肺灌注显像对照观察，红箭头示通气显像出现放射性填充区域；蓝箭头示无放射性填充区域。

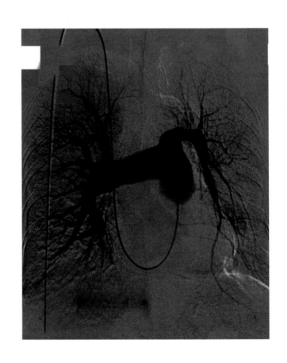

病例图 36-3　肺动脉造影，提示左肺动脉主干及分支纤细，左肺上叶尖后段未见明确显影。

病例相关知识及解析

成人肺动脉狭窄（pulmonary artery stenosis，PAS）是一种临床罕见的疾病。PAS 可以以孤立性肺动脉病变发生，也可合并先天性心脏病，如法洛四联症、Williams 综合征、Noonan 综合征、Alagille 综合征等累及肺动脉的系统性动脉病变，还可是肺动脉介入术后的并发症。Baum 等根据肺动脉血管受累部位将 PAS 分为主肺动脉及左右肺动脉主干受累以及外周肺动脉分支受累两种类型。而 Gay 等又将该病进一步分为四型：1 型，主肺动脉或左肺动脉主干或右肺动脉主干的单支狭窄；2 型，肺动脉分叉处狭窄，即左右肺动脉分支处狭窄；3 型，多发外周肺动脉分支狭窄；4 型，合并外周以及中央肺动脉狭窄。PAS 患者临床症状多表现为进行性呼吸困难、乏力等，其他症状包括劳力性胸痛、心律失常、右心衰竭的相应症状（肝淤血、外周水肿）等[1-6]。

PAS 在肺灌注显像上可呈肺段性或亚肺段性显像剂分布稀疏、缺损改变，并与通气显像呈"不匹配"改变，因此容易被误诊为肺栓塞。然而，此类患者给予抗凝治疗不会有改善，反而会出现临床症状恶化的情况。其诊断依赖于 CTPA，病情评估依赖于心导管检查，并通过其他辅助检查包括血气分析、血管超声、超声心动图等对患者血流动力学等情况进行全面评估。对于无明显右心功能受损、双侧肺血流动力学平衡的无症状 PAS 患者，可密切观察随访。对于已出现明显血流动力学障碍的患者，如右心衰竭症状、显著升高的右心室压力、双侧肺血流显著不平衡（一侧肺血少于 25% 总肺血）等，基于狭窄肺动脉不同的解剖水平，可采取介入肺动脉球囊扩张术、肺动脉支架植入术，或选择通过外科手术对狭窄的肺动脉进行重建，通过改善肺动脉血流以改善患者的临床症状。然而值得注意的是，在介入治疗术后，肺血管再狭窄的情况并不少见，数据显示大约 35% 成功进行肺动脉球囊扩张术后患者可出现再狭窄。肺动脉支架植入术对于中央型 PAS 患者成功率较高，但对外周型 PAS 患者则较少成功；外科手术肺动脉重建也仅仅适用于中央型肺动脉狭窄的患者。

本例患者为老年女性、慢性病程，以进行性呼吸困难为主诉，有血压增高及心动过缓病史，既往10 个月前曾查及"左下肢静脉血栓"，因此可能存在慢性充血性心力衰竭或肺栓塞。但患者超声心动图结果大致正常，排除充血性心力衰竭可能；且复查下肢血管超声未见明显血栓，CTPA 未见肺栓塞征象，D- 二聚体阴性，均不支持肺栓塞。患者 V/Q 显像见左肺多发不匹配血流灌注减低区，且外院 CTPA 及本院后续肺动脉造影均提示左肺动脉主干及分支纤细，左肺上叶尖后段未见明确显影，因此考虑左肺动脉狭窄并闭锁诊断。患者 V/Q 显像另见双肺多发小片状显像剂分布稀疏缺损区，通气与灌注显像大致"匹配"，且显像中显像剂分布稀疏缺损区不呈节段性分布，结合病史考虑存在慢性阻塞性肺疾病。

本病例的鉴别诊断中应主要考虑以下几种疾病：①肺栓塞：肺栓塞是由于栓子堵塞肺动脉主干或分支引起肺循环障碍的临床和病理生理综合征。该患者 V/Q 显像提示左肺多发不匹配灌注缺损，虽然是急性肺栓塞的典型征象，但由于其 D- 二聚体阴性，CTPA 及肺动脉造影均显示左肺动脉主干及分支纤细，且均未发现肺栓塞征象，因此不考虑肺栓塞诊断。②支气管哮喘：通常在儿童期发病；每日症状变化快，夜间和早晨症状明显；也可有过敏性鼻炎和（或）湿疹病史；有哮喘家族史。该患者年龄、病史与之不符，且肺通气功能＋舒张试验大致正常，故不考虑该病。③大动脉炎：大动脉炎是主动脉及其主要分支和肺动脉的慢性、进行性、非特异性炎性疾病，好发于青年女性；累及肺动脉时核素显像特征与肺栓塞相似。本患者虽存在雷诺现象，但年龄较大，入院查各项抗体不符合结缔组织病诊断标准，ESR 及 CRP 均为阴性，且双上肢血压无明显差异，故不考虑该病。

大于等于两个肺段的肺灌注缺损而通气显像相对正常的 V/Q "不匹配"为急性肺动脉栓塞的典型征象，但是该征象并非肺栓塞所特有，多种引起肺血管受损而不影响肺通气功能的疾病均可产生类似表现，特别是当患者 D- 二聚体阴性时更应该警惕有无其他原因，例如大动脉炎及本病例中的 PAS，此时应密切结合临床及 CTPA 结果进行诊断，必要时应行肺动脉造影证实。

参考文献

[1] Al-Khaldi A，Tamimi O. Surgical reconstruction of peripheral pulmonary arteries：strategies，outcomes，and new classification. Ann Thorac Surg，2015，100：623-630.

[2] Tonelli A R，Ahmed M，Hamed F，et al. Peripheral pulmonary artery stenosis as a cause of pulmonary hypertension in adults. Pulm Circ，2015，5：204-210.

[3] Kreutzer J，Landzberg M J，Preminger T J，et al. Isolated peripheral pulmonary artery stenoses in the adult. Circulation，1996，93：1417-23.

[4] Gay B B，French R H，Shuford W H，et al. The roentgenologic features of single and multiple coarctations of the pulmonary artery and branches. Am J Roentgenol，1963，90：599-613.

[5] Baum D，Khoury G H，Ongley P A，et al. Congenital stenosis of the pulmonary artery branches. Circulation，1964，29：680-687.

[6] Law M A，Shamszad P，Nugent A W，et al. Pulmonary artery stents：long-term follow-up. Catheter Cardiovasc Interv，2010，75：757-764.

（李玲　颜珏）

病例 37　肺血管瘘致肺灌注显像异常

病史及检查目的

患者男性，32 岁，因"发热伴呼吸困难 2 天"就诊。患者 2 天前受凉后出现发热、咽痛及浑身酸痛，体温最高 39.2℃，伴有静息状态下呼吸困难，活动后明显，偶有咳嗽，无胸痛、咳痰及咯血。既往史：骨巨细胞瘤术后 14 年；13 年前因发热行胸部 CT 发现双肺小结节，无特殊治疗；痛风病史 7 年，间断药物治疗，病情稳定。入院后行 CT 肺动脉造影联合 CT 静脉造影（CTPA ＋ CTV）检查发现右肺中叶异常血管团，考虑体动脉–肺动脉瘘可能，同时发现右肺动脉内造影剂充盈较淡，肺动脉增宽，右心室偏大，考虑肺动脉高压（病例图 37-1）。超声心动图示右心室增大，肺动脉增宽，肺动脉收缩压 70 mmHg。动脉血气分析显示（文丘里面罩吸氧浓度 35%）：Ⅰ 型呼吸衰竭（pH 7.474），PO_2 51.8 mmHg，PCO_2 24.2 mmHg，SO_2 88.9%；肺功能检测示阻塞性通气功能障碍，弥散量降低，上气道阻力增高，气道可逆试验（＋）。经抗病毒和抗菌治疗后患者体温降至正常范围，喘憋症状改善，但血氧饱和度仍低于正常（90.4%），肺动脉高压无明显缓解。此时血清 D- 二聚体及免疫相关抗体测定均为阴性；超声心动图声学造影可除外先天性心脏病心内分流；FDG PET/CT 检查可除外肿瘤相关肺动脉高压（病例图 37-2）。最终临床高度怀疑体循环–肺动脉瘘为导致肺动脉高压和相关临床症状的主要原因，拟行血管造影和异常血管栓塞术。术前为进一步评价肺动脉瘘对右肺血流灌注的影响行肺通气 / 灌注显像。

肺通气 / 灌注显像

影像所见：^{99m}Tc-MAA 肺灌注断层显像见左肺放射性分布大致正常；右肺野内未见明显显像剂分布（病例图 37-3）。八体位肺通气平面显像示双肺示踪剂分布均未见明显异常（病例图 37-4）。

检查意见：右肺未见血流灌注，结合病史考虑体循环–肺动脉瘘引起左向右分流，并且分流血流的压力高于肺动脉的灌注压，使得右肺动脉的前向血流受阻，无法到达远端血管，因此没有显像剂灌注，最终导致该患者肺动脉压增高。

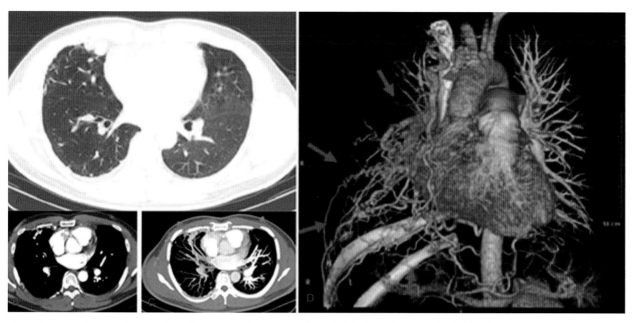

病例图 37-1 患者 CT 肺动脉造影联合 CT 静脉造影发现右肺动脉部分分支远端、部分右侧肋间动脉、内乳动脉及膈动脉迂曲扩张，远端迂曲呈团状。右肺中叶异常血管团在平扫 CT（**A**）、增强 CT 图像（**B**）及其 MIP 图（**C**）可见；**D** 为异常分流的 CT 三维重建图像。

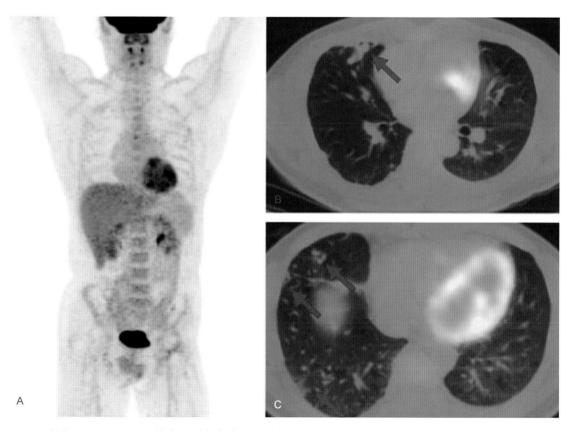

病例图 37-2 患者 FDG PET/CT 显像未见异常代谢活性增高灶（**A** 为 MIP 图）；右肺异常血管团未见异常代谢活性（**B** 和 **C**）。

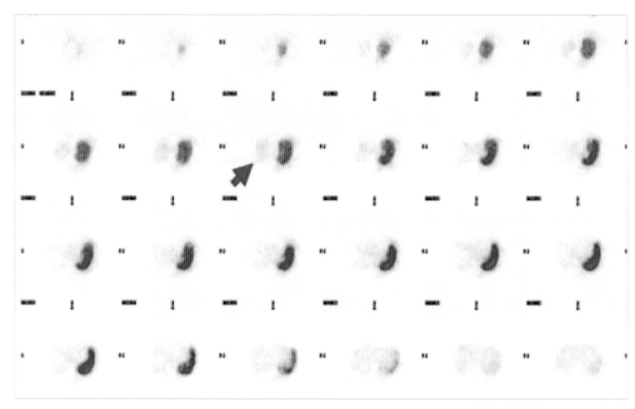

病例图 37-3　患者肺灌注断层显像。

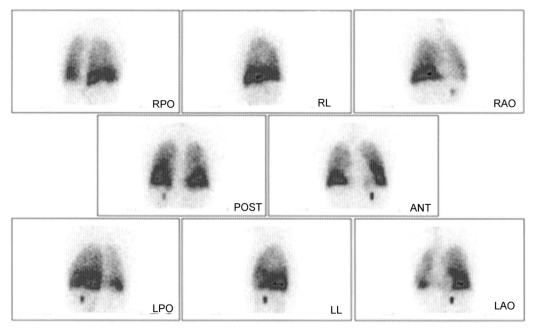

病例图 37-4　患者肺通气平面显像。图中缩写中文全称同图 2-4。

临床诊断及治疗

患者行体循环造影示多发体循环动脉-肺动脉瘘，形成侧支的体循环动脉包括右侧内乳动脉、肋间动脉、肠系膜上动脉、膈动脉等，其中右侧内乳动脉分支最为粗大（病例图 37-5）。右心漂浮导管检查提示右肺动脉高压（肺动脉平均压为 37 mmHg）。后行右侧内乳动脉栓塞术，术后右心导管复查右肺动

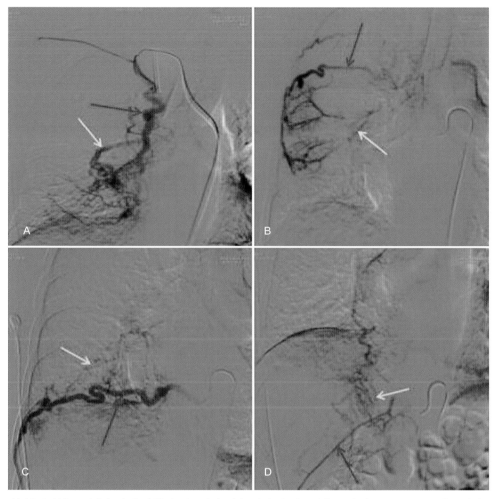

病例图 37-5　体循环造影显示右侧内乳动脉（**A**）、右侧肋间动脉（**B**）、右侧膈动脉（**C**）和肠系膜上动脉（**D**）（红色箭头）与右肺动脉间形成异常吻合相通（黄色箭头）。

脉平均压为 40 mmHg，肺动脉高压并未缓解。考虑可能是体循环－肺动脉吻合数量过多、单独处理内乳动脉改善有限。在后续治疗中，采取利尿及吸氧的措施，患者的右心功能逐渐得到改善。3 ～ 6 个月后，患者的肺动脉平均压逐渐改善并维持在 54 mmHg。目前患者已临床随访 3 年，一般情况良好。

病例相关知识及解析

　　体动脉－肺血管瘘（systemic artery to pulmonary vessel fistula，SAPVF）是一种罕见的血管解剖变异性疾病，主要特征是非支气管性的体动脉穿入肺实质并与肺动静脉相沟通[1-2]。1947 年由 Burchell 和 Clagett 初次报道，约 15% 的 SAPVF 为先天性病变，可发生在先天性心脏病或肺动脉发育不良的情况下。继发性 SAPVF（后天获得性瘘）可以继发于感染、肿瘤、创伤或医源性操作（如中心静脉置管术、心血管外科手术等）。获得性瘘管通常与脓胸、创伤和外科手术引起的胸膜炎相关，也可于冠状动脉旁路移植术后出现，为冠状动脉旁路移植术的不良反应，可有心绞痛、呼吸困难、心力衰竭或冠状动脉窃血综合征表现。大多数 SAPVF 患者可没有症状，部分患者可合并严重咯血、心力衰竭引起的呼吸困难、肺动脉高压、心内膜炎和慢性胸痛。临床症状与体循环－肺循环之间的压力比值有关。手术治疗是 SAPVF 最常见的治疗方法，包括经皮介入治疗以缓解症状，以及聚四氟乙烯（PTFE）覆膜支架血管内介入术、栓塞术和牛心包覆膜支架、外科干预等。

　　过去，胸部杂音或呼吸困难的症状可为 SAPVF 的诊断提供线索。目前，CT 及主动脉造影可以明确诊断 SAPVF 并提供形态信息及明确有无心血管畸形[3]。鉴别诊断包括肺内动静脉畸形及肺隔离症，这些血管异常均可以通过血管造影来区分。SAPVF 的肺灌注显像罕见报道，其对于 SAPVF 的临床价值尚不明确。肺灌注显像对 SAPVF 的诊断和鉴别诊断的价值有限，无法将本病与其他疾病区分开来。但是，在临床明确诊断后，肺灌注显像可以明确受累肺组织的灌注来源，即由吻合支供血、肺动脉供血或二者的混合。在本例，右肺动脉的血流几乎完全不能到达远端，也间接提示吻合支多、肺动脉压力高，处理部分吻合支可能无法改善肺动脉压力和肺灌注，封堵治疗的结果也验证了上述推测。因此，肺灌注显像有可能是评价 SAPVF 病情、估测治疗效果的有效手段。

临床上，肺通气 / 灌注显像最主要的适应证是肺栓塞的诊断和鉴别诊断，符合肺段或亚段分布的通气 / 灌注不匹配是肺栓塞的典型征象。但是，肺通气 / 灌注不匹配并不是肺栓塞的独有表现，任何引起肺动脉狭窄、闭塞的疾病都可以引起肺的血流灌注受损，常见的包括血管炎、肿瘤等。本例不同于上述引起肺动脉器质性改变的疾病，而是由于左向右分流导致肺动脉前向血流受阻，显像剂无法到达末梢血管。虽然随着病情的进展，该患者的肺动脉可能也合并增生等器质性改变，但压力增高是引起肺灌注异常的主要原因。

参考文献

［1］Shi Y P，Li Y D，Lv X Z，et al.Systemic-pulmonary arteriovenous fistulae with pulmonary hypertension：a case report. Medicine，2018，97：e9959.

［2］Li J F，Zai Z G，Kuang T G，et al. A case of pulmonary hypertension due to fistulas between multiple systemic arteriesand the right pulmonary artery in an adult discovered for occulted dyspnoea. Heart，Lung and Circulation，2017，26，e54-e58.

［3］El Ghannudi S，Germain P，Jeung M Y，et al. Multimodality imaging diagnostic approach of systemic-to-pulmonary vein fistulae. Echocardiography，2016，33：484-487.

（武姣彦　杨敏福）

病例 38　肺动脉异常分流致肺外异常摄取

病史及检查目的

患者男童，5 岁，因"口唇发绀伴活动耐量下降 1 年余"就诊。患者 1 年余前无明显诱因出现口唇发绀，活动及哭闹时明显，症状进行性加重，无咳嗽、咳痰、发热；无胸闷、胸痛；无鼻出血、咯血；无晕厥、抽搐；无蹲踞现象。患儿无产后窒息缺氧史，体格发育落后。父母体健，父亲年幼时易鼻出血。体格检查：呼吸 24 次 / 分，右耳垂可见小的毛细血管扩张，口唇略发绀，呼吸运动对称，呼吸音粗，未闻及干湿啰音，心界无扩大，心率 110 次 / 分，各瓣膜听诊区未闻及杂音。腹平软，肝、脾未触及，无肝掌、蜘蛛痣。双手杵状指，甲床发绀，双下肢无水肿。实验室检查：血红蛋白 155 g/L（参考值 110 ～ 160 g/L），生化：肝肾功能、胆红素正常。D- 二聚体阴性。血气分析（未吸氧）：pH 7.4，PO_2 47 mmHg，PCO_2 35 mmHg，SpO_2 82%。高铁血红蛋白致病基因检测：阴性。辅助检查：胸部 CT 示肺纹理略增多，胸、腹部增强 CT 及脑 MRI、MRA 均未见异常，无血管畸形。经胸和经食管超声心动图显示正常的心室大小、瓣膜完整，射血分布正常。为了进一步排除右向左分流的情况，行肺灌注显像（病例图 38-1）。

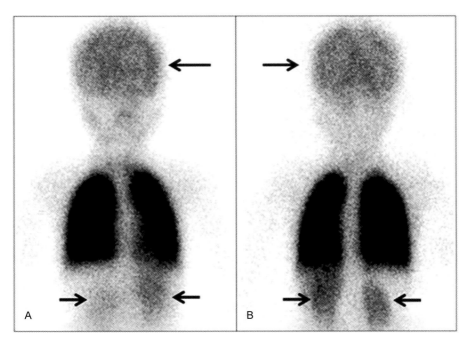

病例图 38-1　肺灌注显像（头＋躯干）。**A**. 前位；**B**. 后位。

肺灌注显像

影像所见：双肺显影清晰，显像剂分布均匀，未见明显显像剂稀疏缺损区，但见头部及双肾区显像剂分布异常增高。

检查意见：肺灌注显像颅内及双肾显像剂摄取增高，结合临床考虑存在右向左分流。

最终临床诊断

儿童，慢性病变，以低氧血症为主要表现，而肺灌注显像中的肺外脏器显影提示可能存在右向左分流。本患儿曾行增强 CT 检查，未发现肺动静脉畸形，可除外肺动静脉畸形所致肺内分流；查体患儿心界不大，各瓣膜听诊区未闻及杂音，超声心动图未发现心脏结构异常，可除外心脏病所致心内分流；同日行肺灌注显像的其他受检患者未发现肺外脏器显影情况，本例图像甲状腺亦未见明显显影，可除外 99mTc-MAA 放化纯度低所致的肺外脏器显影。故最后考虑患者为肺毛细血管扩张所致肺外脏器显影可能性大。而由于患者无肝病史，肝脏形态及功能正常，无脾大、腹水等肝硬化证据，可除外肝肺综合征所致肺毛细血管扩张，从而考虑原发性肺毛细血管扩张可能性大。临床上进一步进行了基因检测，结果示激活素受体样激酶 1 基因（*ACVRL-1*）阳性。最终临床诊断为：遗传性出血性毛细血管扩张症。

病例相关知识及解析

肺灌注显像是利用直径为 10 ～ 90 μm 的 99mTc-MAA 颗粒嵌顿在直径小于 9 μm 的肺毛细血管而显影，因此正常情况下肺外脏器不会显影。但遇以下情况时（病例图 38-2）可出现肺外脏器显影[1-2]。

（1）肺内分流：当肺内存在肺动静脉畸形或毛细血管扩张时，MAA 颗粒不能嵌顿在肺毛细血管床，而直接由肺动脉流入肺静脉，经左心流入体循环中，可出现肺外脏器，如脑、肾、脾的显影。肺内分流可见于以下几种情况：①先天性肺动静脉瘘：是最常见的肺血管畸形。胚胎的第 5 ～ 10 周出现动静脉及毛细血管的分化，此间多种因素可导致血管发育异常，血管迂曲扩大或形成海绵状血管瘤。肺动脉的静脉血直接经短路回流至肺静脉，可致血氧饱和度下降，导致发绀、杵状指等。对于此病，增强 CT 及血管造影可协助诊断。②遗传性出血性毛细血管扩张症：是一种常染色体显性遗传性血管发育异

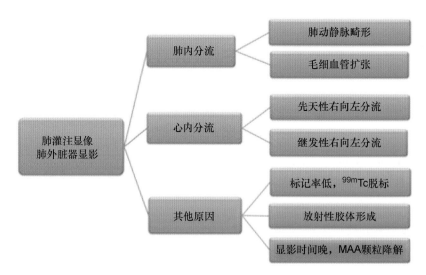

病例图 38-2　肺外脏器显影情况。

常疾病，以血管扩张和出血为主要表现，病理学基础是毛细血管扩张和动静脉畸形形成。毛细血管扩张多发生在口、鼻、胃肠道、皮肤、手指；动静脉畸形常发生在胃肠道、肺、脑及肝脏等部位。基因检测（ENG、ACVRL-1、SMAD4）可发现异常的基因表达。③肝肺综合征：是以肝功能不全、肺泡-动脉血氧分压差升高和肺内血管扩张为三大主征的综合征。肺内分流发病机制：a.肝功能受损，肠源性血管扩张物质不能被肝细胞灭活，造成血管扩张；b.肺内一氧化氮（NO）合成酶合成 NO 增加，致血管扩张；c.门脉高压可使血管活性物质通过门体侧支进入体循环，使血管扩张。

（2）心内分流：引起患儿发绀的最常见原因为心脏及大血管发育异常。MAA 颗粒不能进入肺循环，而直接进入体循环，致肺外脏器显影。①右向左分流型心脏病，如法洛四联症、完全性大血管转位，因心脏结构异常，静脉血流入右心后不能全流入肺循环进行氧合，直接进入体循环，故患儿出现持续性发绀。②左向右分流型心脏病，如室间隔缺损、房间隔缺损、动脉导管未闭等，当发展到晚期，出现肺动脉高压时会出现继发性右向左分流，出现肺外脏器显影。

（3）其他原因：① MAA 的标记率应大于 95%，否则游离 $^{99m}TcO_4^-$ 过高，甲状腺、唾液腺以及胃黏膜均显影，影响结果的准确性。②放射性胶体形成，可造成肝、脾的摄取与显影。③ MAA 颗粒大小应控制在 > 10 μm，过小的颗粒，即使无右向左分流，也会使上述脏器显影。MAA 在肺内 2 h 稳定，注射完 MAA 后应尽快显影，以免被巨噬细胞降解，致使肺外脏器显影。

此外，我们还可以应用首次通过法心血管显像观察显像区肺内分流和心内分流，并应用感兴趣区域（ROI）技术计算肺外分流率。

肺灌注显像不仅可用于肺栓塞诊断，还可以用于发现异常的肺内或心内分流现象。当出现肺外脏器显影时，应结合临床资料和其他检查结果综合分析，为临床鉴别诊断提供有效帮助。

参考文献

［1］Ito K，Kurihara K，Ishibashi A，et al. Cut-off value for normal versus abnormal right-to-left shunt percentages using（99m）Tc-macroaggregatedalbumin. Nucl Med Commun，2011，32：936-940.

［2］Hanneman K，Faughnan ME，Prabhudesai V. Cumulative radiation dose in patients with hereditary hemorrhagictelangiectasia and pulmonary arteriovenous malformations. Can Assoc Radiol J，2014，65：135-140.

（王巍　杨吉刚）

病例 39 肺通气/灌注显像评价闭塞性细支气管炎

病史及检查目的

患者男性，19岁，6个月前无明显诱因出现气短、咳嗽、咳痰，伴发热，最高体温达40℃。外院CT提示双肺肺炎，血培养检出金黄色葡萄球菌，给予抗炎、抗感染治疗后症状好转，活动后气短症状无明显改善。查体：双肺呼吸音粗，未闻及干湿啰音。辅助检查：多次细菌涂片、细菌培养、真菌培养阴性。血气分析：PO_2 67 mmHg，PCO_2 38 mmHg，血氧饱和度93%。肺功能提示：肺总量（TLC）3.58 L，用力肺活量（FVC）1.45 L，第一秒用力呼气量（FEV1）0.77 L，FEV1/TLC52.75%，一氧化碳弥散量（TDCO）3.01 mmol/（min·kPa）。CTPA未见明显肺栓塞征象。患者曾行两次支气管镜检查，第一次检查发现右肺中叶B4支气管开口闭锁，左舌叶B5开口狭窄；第二次检查见双侧多个亚段以下支气管开口处多发结节样、膜样或息肉样新生物，部分近乎完全阻塞开口，以双肺下叶及右肺中叶为著，其远端不能进入，管腔内少量白色分泌物；组织病理学检查示：炎性肉芽组织，免疫组化染色结果：CK（－），CD34（－），Ki-67（20%＋）。为进一步明确诊断，行肺通气/灌注显像（病例图39-1）。

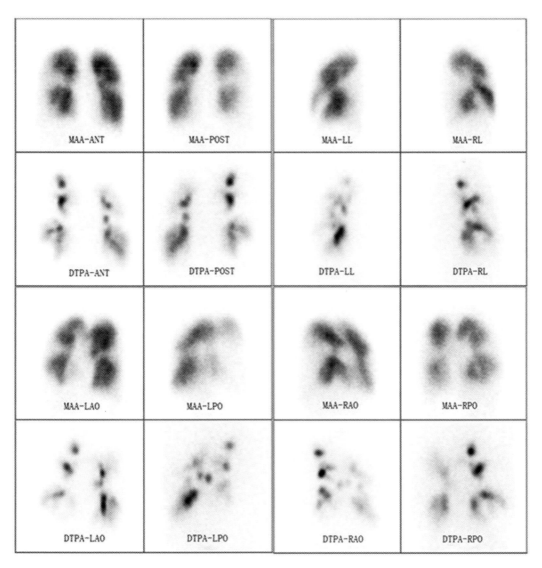

病例图39-1 患者肺通气/灌注显像。奇数排为肺灌注平面显像，偶数排为肺通气显像。

肺通气 / 灌注显像

影像所见：在多体位平面显像中，肺血流灌注显像示双肺显影清晰，显像剂分布不均匀，双肺可见多发不规则显像剂分布稀疏、缺损区，部分呈楔形；肺通气显像中上述区域亦呈显像剂分布稀疏、缺损，且范围较灌注显像更为明显。加做肺血流灌注 SPECT/CT 后，见双肺血流灌注减低区内肺组织密度减低，而血流灌注正常区域的肺组织密度相对增高，呈马赛克征（病例图 39-2）。

检查意见：双肺多发血流灌注与通气功能受损区，以通气功能受损为著；CT 见马赛克征，结合临床符合闭塞性细支气管炎表现。

病例相关知识及解析

闭塞性细支气管炎（bronchiolitis obliterans，BO）是一种临床上少见的导致进行性呼吸困难及气流受阻的肺细支气管闭塞性疾病，1901 年由德国病理学家 Lange 首次报道并命名。BO 的病因是多方面的，包括呼吸道感染、吸入或摄入有毒物质、变态反应、自身免疫性疾病、器官移植等。其病理学表现为细支气管黏膜下炎症，早期仅在细支气管黏膜、黏膜下和管壁外周有轻度炎性细胞浸润，细支气管上皮细胞可坏死；晚期管壁胶原组织产生，发生纤维化和瘢痕收缩，造成管腔的狭窄与扭曲，甚至完全闭塞。BO 的小气道慢性炎性反应可同时累及周围血管，出现血管新生和重构，并进一步影响小气道的病变。支气管狭窄闭塞后气体吸收可使肺萎陷，分泌物滞留继发感染可导致支气管扩张。BO 主要表现为急性呼吸道感染或损伤后出现持续的慢性咳嗽、喘息，运动耐受性降低。实验室检查可见低氧血症、二氧化碳潴留、动脉血氧饱和度降低；合并感染时炎症指标可升高；肺功能检查主要为阻塞性通气功能障碍，并随病情进展，变为限制性或混合性通气功能障碍，FVC 正常或略降低，FEV1 降低，FEV1/FVC 降低，吸入支气管扩张剂或糖皮质激素改善不明显。

BO 在 CT 上可见局限性或弥漫性气体潴留，可有结节性高密度影及肺泡磨玻璃样改变，高分辨率 CT（HRCT）能更清晰地显示细支气管的微细结构，其直接征象为细支气管管壁增厚；间接征象为呼气相空气潴留征、细支气管扩张及马赛克灌注征（细小支气管阻塞区域血流灌注下降，再分配至其他正常的肺组织，呈高通气区与低通气区混合，即肺密度降低区与肺密度增高区镶嵌分布）。马赛克征是小气道损伤的重要征象。应该明确的是，HRCT 示 BO 病变区是气体潴留的区域，即透亮度增高的区域，其内血管纹理减少，而不是透亮度减低的区域。当病变严重时密度均匀减低，片状影或马赛克征会消失，

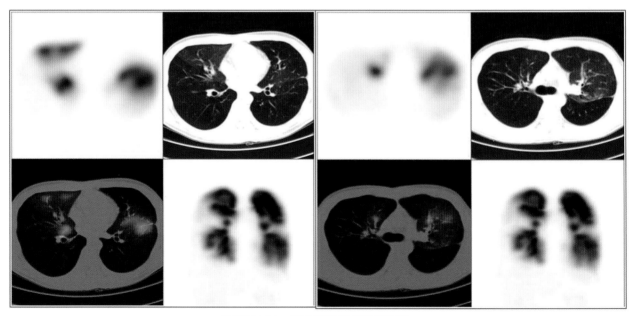

病例图 39-2　肺血流灌注 SPECT/CT。

形成单侧透明肺。

临床诊断 BO 主要依据[1]：①急性下呼吸道感染或急性呼吸道损伤后出现持续喘息或咳嗽、气促、呼吸困难，症状持续达 6 周以上，对支气管舒张剂无反应。②临床表现与胸部 X 线片表现不符，临床症状重，胸部 X 线片多为过度通气，也可表现为单侧透明肺。③胸部 CT 示马赛克征，支气管壁增厚、支气管扩张，肺不张。④肺功能显示阻塞性通气功能障碍。⑤排除其他引起喘息的疾病，如支气管哮喘、原发性纤毛运动障碍、囊性纤维性变、异物吸入、先天性发育异常、肺结核、艾滋病和其他免疫功能缺陷等。

目前肺通气 / 灌注显像虽然未被纳入 BO 的诊断标准中，但作为一种无创性的肺功能评价方法，其在 BO 的诊疗过程中的作用有待进一步向临床推广。BO 患者中由于细支气管狭窄闭塞，肺通气显像中吸入的放射性颗粒沉积在狭窄阻塞的气道中，表现为放射性"热区"与稀疏缺损区混杂分布；随着病程的发展，肺泡及肺毛细血管可受累，肺灌注显像中可见斑片状血流灌注减低区；但通常以通气功能受损为著[2]。多数情况下通气 / 灌注减低区与胸部 CT 的马赛克征中的肺组织透亮度增加区相对应，因此，使用 SPECT/CT 采集技术可为 BO 诊断提供更加客观、全面的信息。有研究显示肺灌注显像可检出吸气相及呼气相 CT 阴性的 BO 患者，故临床怀疑有 BO 但是 CT 上没有明显特征性表现时，推荐行该检查[3]。

闭塞性细支气管炎是一种相对少见的疾病。当肺通气 / 灌注显像中发现双肺多发血流灌注与通气功能受损，并以通气功能受损为著时，应及时引入 SPECT/CT 技术，观察有无肺内结构改变，及其与核素异常摄取区的对应关系。多种影像技术的综合判断及影像诊断与临床资料的结合可提高诊断的准确性。

参考文献

［1］王维，谢博洽，田月琴，等 . 儿童闭塞性细支气管炎的核素肺灌注 / 通气显像研究 . 中华核医学与分子影像杂志，2015，35：200-203.

［2］邹兰芳，杨吉刚，李春林 . 骨髓移植后闭塞性细支气管炎肺血流灌注、通气显像 1 例 . 中国临床医学影像杂志，2008，19：529.

［3］Yamashiro T，Iida G，Kamiya H，et al. Scintigraphy and computed tomography findings for the diagnosis of bronchiolitis obliterans following peripheral blood stem cell transplantation. Hell J Nucl Med，2012，15：52-55.

（吴彩霞　王茜）

病例 40　肺通气 / 灌注断层显像诊断慢性阻塞性肺疾病

病史及检查目的

患者男性，55 岁，因"反复咳嗽、气促 10 余年，加重 1 周"就诊。患者自 10 余年前开始出现反复咳嗽、气促，无胸闷、胸痛、咯血、呼吸困难。每次发作时于当地医院接受对症治疗后可缓解。1 周前咳嗽、气促症状再次发作且较前加重，无发热、盗汗、消瘦。入院当天查血气分析：pH 7.345（参考值 7.35 ～ 7.45），PCO_2 44.0 mmHg（参考值 35 ～ 45 mmHg），PO_2 137.0 mmHg（参考值 60 ～ 90 mmHg），碳酸氢盐 23.9 mmol/L（22 ～ 27 mmol/L），二氧化碳总浓度 21.223.9 mmol/L（参考值 19 ～ 24 mmol/L）。实验室检查：D- 二聚体阴性；全血常规检查示白细胞计数 $10.56×10^9$/L［参考值（4.0 ～ 9.0）$×10^9$/L］，红细胞计数 $4.56×10^{12}$/L［参考值（3.5 ～ 5.5）$×10^{12}$/L］，中性粒细胞计数 $9.20×10^9$/L［参考值（1.6 ～ 8.3）$×10^9$/L］。NT-proBNP 及高敏肌钙蛋白均正常。胸部 CT 示：双肺上叶、下叶及右肺中叶纤维钙化灶伴右肺上叶局部支气管扩张；双肺慢性支气管炎，肺气肿。为进一步明确肺功能并排除肺栓塞，行肺通气／灌注显像（病例图 40-1 和病例图 40-2）。

肺通气／灌注断层显像

影像所见：肺灌注显像中双肺显影清晰，双肺轮廓不完整，显像剂分布不均匀，可见多发性局灶性显像剂分布稀疏－缺损区。通气显像中双肺轮廓仍不完整，双肺气道显像剂分布不均匀，肺门及大支气管处未见异常显像剂增高，双肺上叶、右肺中下叶可见多发性局灶性显像剂分布稀疏－缺损区，以双肺上叶表现明显。通气／灌注显像剂分布稀疏－缺损区基本匹配，通气功能受损较灌注功能受损稍明显。

检查意见：双肺多发灌注、通气异常，肺灌注与通气功能异常基本匹配，符合 COPD 影像改变。

病例相关知识及解析

慢性阻塞性肺疾病（chronic obstructive pulmonary disease，COPD）是指慢性阻塞性支气管炎合并阻塞性肺气肿。长期慢性炎症直接破坏周围肺组织，造成通气功能障碍的同时，毛细血管床亦大量破坏，造成弥散功能障碍，导致肺通气与灌注功能受损。肺通气／灌注显像的典型表现为：肺灌注显像示双肺显像剂分布呈非节段性、弥漫性斑片状减低区或缺损区，通气显像可表现为中央气道内显像剂沉积增多，形成不规则分布的"热点"，而末梢肺实质内显像剂分布减少且不均匀，表现为散在的减低区或

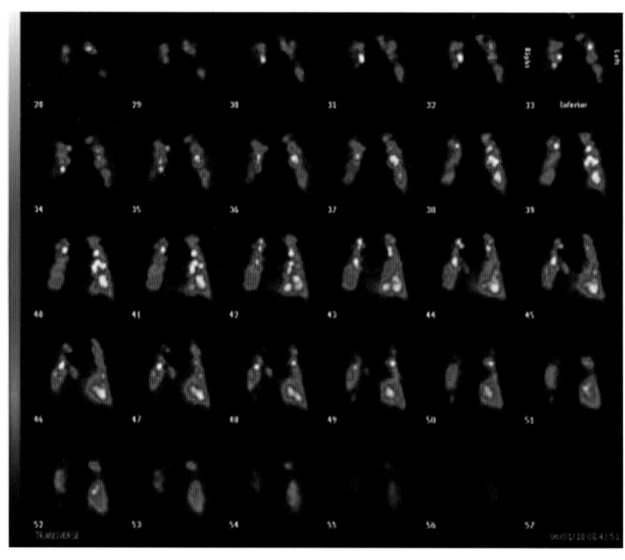

病例图 40-1　患者肺灌注显像。

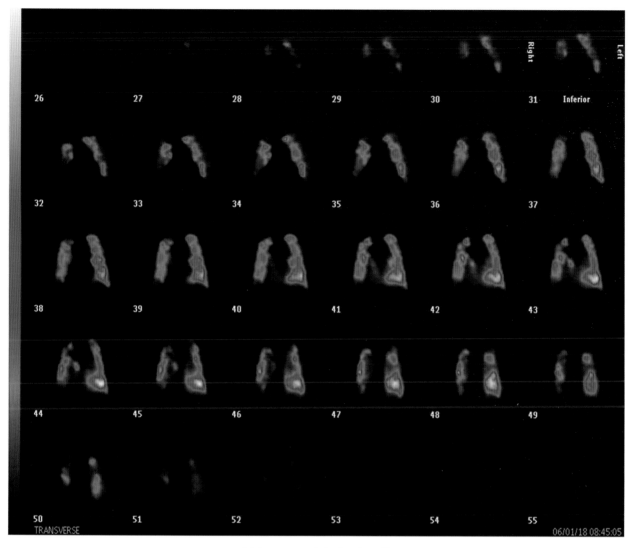

病例图 40-2　患者肺通气显像。

缺损区。通气显像中所示病变部位与肺灌注显像基本相同，即肺灌注显像和肺通气显像所见大致匹配，但通常通气显像中的受损程度较灌注显像更明显，这符合 COPD 患者的气道及肺泡病变在前，肺血管损伤在后的病理生理演变过程。COPD 患者随着肺血管内压力的增高，还可以出现程度不等的肺内放射性分布逆转，即两肺上部显像剂分布增多，甚至超过两肺下部，双肺呈"八"字形，提示出现肺动脉高压。有研究显示，90% 以上的 COPD 患者合并不同程度的肺动脉高压，且左侧出现频率高于右侧。当然此现象尚可见于二尖瓣狭窄和某些先天性心脏病合并肺动脉高压患者。

　　肺通气显像可用于评价肺的局部通气功能，对 COPD 的诊断及预后评估均有意义，而肺灌注显像对 COPD 患者肺血管床损害的部位、范围、程度及疗效评估有一定价值[1-2]。COPD 患者的肺通气/灌注显像表现与肺栓塞不同，肺栓塞通常表现为局部肺血流灌注减低，通气功能大致正常，即通气/灌注不匹配。故根据影像特点，有助于两者鉴别诊断。

参考文献

[1] Demir T，Ikitimur H，Akpinar Tekgündüz S，et al. The relationship between pulmonary function tests，thorax HRCT，and quantitative ventilation-perfusion scintigraphy in chronic obstructive pulmonary disease. Tuberk Toraks，2005，53：347-353.

［2］Doganay O，Matin T，Chen M，et al. Time-series hyperpolarized xenon-129 MRI of lobar lung ventilation of COPD in comparison to V/Q-SPECT/CT and CT. Eur Radiol，2019，29：4058-4067.

（白侠）

病例 41　肺灌注显像预测术后肺功能

病史及检查目的

患者女性，53 岁，1 个月前体检发现左肺下叶占位。胸部 CT 示左肺下叶背段至后基底段混合磨玻璃影，直径约为 2.1 cm，边缘清晰，中心可见少量实性成分，考虑恶性病变可能性大；右肺胸膜下间质性改变并多发感染可能（病例图 41-1）。进一步行 CT 引导下左下肺病灶穿刺活检，病理示腺癌。肺功能第一秒用力呼气量（forced expiratory volume in 1 second，FEV1）实测值为 2.02 L，实测值与预测值比值为 85.7%。实验室检查血、尿常规，肝肾功能，肿瘤标志物［细胞角蛋白 19 可溶性片段（CYFRA21-1）、神经元特异性烯醇化酶（NSE）、CA19-9、CA125 及胃泌素释放肽前体（ProGRP）］、凝血指标［凝血酶原时间、凝血酶原活动度、凝血酶原国际标准化比值、纤维蛋白原、活化部分凝血活酶时间（APTT）、APTT 比值、凝血酶时间及 D- 二聚体］均正常。既往史、个人史及家族史无特殊。患者拟行左下肺叶切除术，临床为评估术后肺功能进行 ^{99m}Tc-MAA 四体位肺灌注显像（病例图 41-2）。

肺灌注显像

静脉注射 ^{99m}Tc-MAA 5 min 后行四体位肺灌注显像，可见：左肺显影清晰，形态尚规整，显像剂分布基本均匀，相当于左下肺占位处未见明显显像剂分布稀疏缺损区出现，左肺下叶血流灌注占左肺血流灌注的 62.8%。右肺未见显影。各肺叶放射性计数情况见病例表 13-1。检查意见：左肺下叶血流灌注占

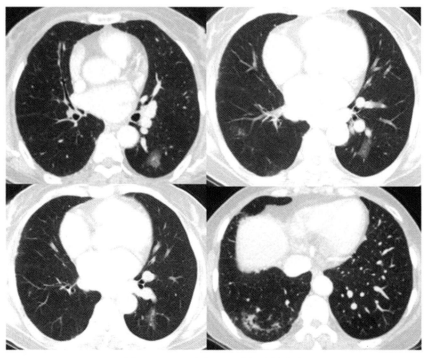

病例图 41-1　胸部 CT 平扫（轴位）。

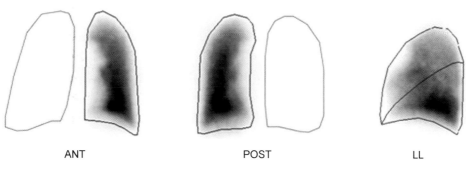

ANT   POST   LL

病例图 41-2　^{99m}Tc-MAA 三体位肺灌注平面显像。ANT：前位；POST：后位；LL：左侧位。

病例表 41-1　各肺叶放射性计数测量结果

采集体位	肺叶	放射性计数（k）
前位（ANT）	左肺	638 663
	右肺	0
后位（POST）	左肺	629 433
	右肺	0
左侧位（LL）	左下肺	415 098
	左肺	660 925

左肺血流灌注的 62.8%，即相当于占总肺血流灌注的 62.8%；右肺未显影，考虑右肺动脉狭窄或闭塞可能，建议进一步检查。

最终临床诊断

患者随后完善 CTPA 检查（病例图 41-3），结果示：右肺动脉主干及其分支管腔明显不规则狭窄，管壁不光滑，考虑右肺动脉发育不良可能。临床最终考虑患者无法耐受左肺下叶切除，遂暂停手术。

病例相关知识及解析

肺癌的根治性手术是行病变肺叶或病侧全肺切除，而一些有肺气肿或其他肺部基础疾病的患者，术后的肺功能往往不能有效代偿，对于这些患者来说术前预测术后的肺功能非常重要。目前临床常规使用 FEV1 来评价患者的肺功能和预测患者对手术的耐受情况：当 FEV1 实测值与预测值（根据患者身高、

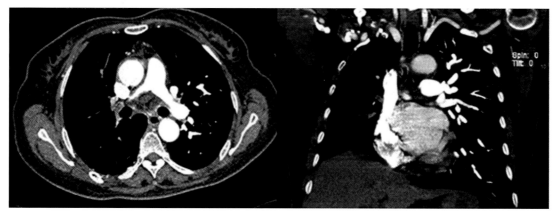

病例图 41-3　患者 CTPA 图像。

135

体重、是否吸烟等预估的参考值）的比值＜80% 时，常提示患者存在肺通气功能障碍；而术前 FEV1 ＜ 2 L 和＜ 1.5 L 则提示患者难以耐受患侧全肺或肺叶切除手术。

临床研究表明，肺灌注显像除用于肺栓塞诊断外，亦可用于预测肺叶切除后肺功能情况。以 ppoFEV1（predicted postoperative forced expiratory volume in 1 second）为诊断参数［ppoFEV1 = FEV1× （1 － P）］，其中 P 指待切除肺叶血流灌注占总肺血流灌注的百分比，若 ppoFEV1 ＜ 0.8 L，预示着术后并发症增多并且致死率增高。显像方法为静脉注射显像剂后 5 min 分别采集前位、后位、左侧位和右侧位平面图像，通过勾画感兴趣区，获得前位像和后位像中左、右肺的放射性计数，以及侧位像中待切除肺叶和该侧肺的放射性计数，进一步通过前后位两肺放射性计数的几何均数计算患侧肺放射性计数占总肺放射性计数的百分比（M）以及待切除肺叶放射性计数占同侧肺放射性计数的百分比（X），通过公式 P = M×X 计算出待切除肺叶血流灌注占总肺血流灌注的百分比[1]。近年来也有人提出用 SPECT/CT 代替四体位平面显像可以更精确地计算出术后剩余肺血流灌注占总肺血流灌注的比例[2]。此种以肺血流灌注显像结合术前肺功能预测术后剩余肺功能的检查方法简单、快捷，并可提供直观的影像信息，为胸外科医生所青睐。

本例患者术前穿刺病理已明确诊断左下肺腺癌，行术前肺灌注平面显像的主要目的是预测术后残余肺功能，然而肺灌注显像却意外发现了右肺未显影，提示该患者的肺功能主要依靠患侧肺，若行左肺下叶切除，将损失 62.8% 的肺功能，故患者无法手术。

有关该患者右肺未显影的问题，考虑到该患者无肺血栓栓塞症高危因素，无急性肺栓塞相关症状，且 D- 二聚体正常，故认为右肺不显影可能与一个长期慢性右肺动脉管腔狭窄或闭塞史有关，因此我们建议临床进一步完善相关检查，以寻找肺动脉病变的依据，而肺动脉 CTA 检查结果证实了此推断。此结果对于该患者来说是不良预后的体现，作为教学病例很好地诠释了肺灌注显像的双方面应用。

参考文献

［1］王俊，李曰民，陈鸿义，等 .（99m）Tc-MAA 肺灌注显像定量预测肺切除术后肺功能的研究 . 北京医科大学学报，1989，S1：72-73.

［2］ToneyL K，Wanner M，Miyaoka RS，et al. Improved prediction of lobar perfusioncontribution using technetium-99m-labeled macroaggregate of albumin single photon emission computed tomography/computed tomography with attenuation correction. J Thorac Cardiovasc Surg，2014，148：2345-2352.

（周欣　赵赟赟　王茜）

III. FDG PET/CT 肺部疾病诊断应用

病例 42　机化性肺炎

病史及检查目的

患者男性，55 岁，因"发现左肺下叶占位 1 周"就诊。患者 1 周前体检胸部 CT 发现左肺下叶占位，无明显咳嗽、咳痰及发热等症状。多项血清肿瘤标志物测定均为阴性。为进一步除外恶性病变，并作为手术治疗术前评估，行 ^{18}F-FDG PET/CT 显像（病例图 42-1）。

^{18}F-FDG PET/CT 检查

影像所见：左肺下叶外基底段近胸膜处一大小约为 25.8 cm×18.2 cm 的结节，病灶形态不规则，可见支气管血管束增粗僵直，边缘模糊，收缩聚拢进入病灶内，边缘略呈分叶状，并见长短不一、粗细不均的毛刺，相邻胸膜未见明显牵拉，该结节呈 FDG 摄取增高表现，SUVmax 为 3.3。纵隔各淋巴结区未见明显 FDG 代谢增高淋巴结；扫描野内其他脏器组织亦未见明显异常 FDG 代谢或结构改变。

检查意见：考虑左肺下叶外基底段感染性病变可能性大，周围型肺癌待除外。

最终临床诊断

该患者随后进行了左下肺病灶切除手术。术后肿物病理报告机化性肺炎；同时送检淋巴结 5 枚，均为慢性炎症表现。免疫组化：CD68（组织细胞＋），pan CK（广谱角蛋白）（－）；特殊染色：过碘酸希夫染色（PAS）（－），抗酸染色（－），六胺银染色（－），网状纤维染色示网状纤维增生。

病例相关知识及解析

机化性肺炎临床上并非罕见，是肺部炎症后期的一种表现，通常认为是细菌性肺炎 4 周以上未吸收、伴有肉芽肿及纤维增生，也有观点认为只要有肺实质（肺泡、肺泡管、呼吸性细支气管）及肺间质的纤维化和炎性细胞浸润就可称为机化性肺炎。在肺炎患者中，机化性肺炎发生率约为 8%。机化性肺炎是不可逆的，如果对其不适当使用抗生素治疗，可导致真菌感染。病因可能是细菌性肺炎后未吸收或

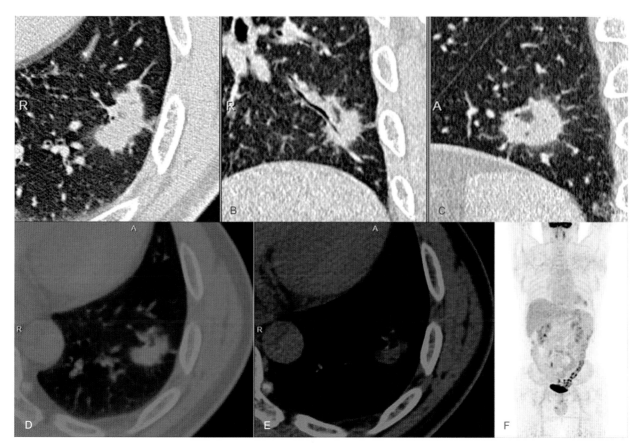

病例图 42-1　患者 ^{18}F-FDG PET/CT 图像。**A**. CT 轴位；**B**. CT 冠状位；**C**. CT 矢状位；**D**. PET/CT 轴位肺窗；**E**. PET/CT 轴位纵隔窗；**F**. PET/CT MIP 图。A：前侧；R：右侧。

未吸收完全，导致纤维组织增生等。病理改变主要有肺实质和肺间质改变。基本病理表现：肺泡腔、肺泡管、呼吸性细支气管内的炎性渗出物机化，代之以纤维母细胞、肌纤维母细胞增生。在机化性肺炎部位可见到炎性细胞浸润，主要为淋巴细胞，还可见到浆细胞、单核细胞。一般机化性肺炎均有急性肺炎病史，但临床症状无特异性，继发感染时可表现为发热、气短、咳嗽、胸痛、呼吸困难等，也有患者并无上述症状，体检时才被发现。

在 FDG PET 检查中炎症病变组织可以表现为糖代谢增高，炎症的不同进展期所表现出的糖代谢水平亦有不同，因而仅从 PET 糖代谢水平难以区分炎症与肿瘤[1-2]。临床中机化性肺炎的诊断主要依靠 CT，特别是高分辨率 CT（HRCT）。正如本例患者所示左肺下叶肺野外周带单发的不规则结节伴糖代谢增高，可见支气管血管束增粗僵直，边缘模糊，收缩聚拢进入病灶内，细支气管在结节内未见中断，病灶边缘略呈分叶状伴长短不一、粗细不均匀的毛刺，未见明显胸膜牵拉征象，结合临床考虑为机化性肺炎。绝大多数机化性肺炎病变靠近胸膜（包括纵隔胸膜）。根据在 CT 上病变的形状等可将机化性肺炎分为三型：类圆型、沿支气管血管束浸润型、胸膜带状阴影型。在肺窗上，病变边缘毛糙，或显示长短不一、粗细不均匀的毛刺，即使边缘清楚者亦极少表现为光滑锐利外观。在纵隔窗上，圆形或类圆形病灶边缘多呈锯齿状，不规则形病灶边缘或大部分边缘变直且多呈向心性弓形凹陷，且相邻边缘相交处呈尖角突起，邻近胸膜面（包括纵隔胸膜）的尖角突起与胸膜间可见粘连带。CT 增强扫描多呈明显强化。多数有支气管血管束的增粗变形或聚拢，表现为支气管血管束增粗僵直，边缘模糊，收缩聚拢进入病灶内。

机化性肺炎主要是各类损伤导致的非特异性炎症，最常见的是继发性机化性肺炎，还有一类是隐源性机化性肺炎。临床上对机化性肺炎的治疗除积极治疗原发病外，通过糖皮质激素治疗，部分患者是可以治愈的。因此早期诊断意义重大。机化性肺炎的类球形表现容易与肺癌混淆，以下可作为两者的鉴别要点：①机化性肺炎在发现病灶前常有肺部感染病史；②机化性肺炎病灶形态较多呈方形，肺癌形态较多呈圆形；③机化性肺炎中穿结节的细支气管在结节里不中断，在结节旁会缩小，结节里有小的支气管扩张，而这些一般不会出现在肺癌结节中；④机化性肺炎周围常有长纤维条索状影，呈锯齿状。

参考文献

［1］石洪成．PET/CT 影像循证解析与操作规范．上海：上海科技出版社，2019：69-80.
［2］Tateishi U，Hasegawa T，Seki K，et al. Disease activity and ^{18}F-FDG uptake in organising pneumonia：semi-quantitative evaluation using computed tomography and positron emission tomography. Eur J Nucl Med Mol Imaging，2006，33：906-912.

（李蓓蕾）

病例 43　肺布鲁菌病

病史及检查目的

患者男性，67 岁，主因发热伴咳嗽、乏力及关节疼痛 7 月余入院。7 个多月前患者开始出现反复发热，体温 38～39℃，发热时常伴有大汗，同时伴有咳嗽、乏力、关节疼痛，体重下降近 10 kg，其间外院胸部 CT 检查曾被诊断为右肺上叶周围型肺癌并双肺及纵隔淋巴结转移，未行支气管镜检查。入院后检查肿瘤标志物：癌胚抗原（CEA）、甲胎蛋白（AFP）、PAS、NSE、CA125、CA199、CA724、CA50 皆为（-）。患者牧区生活 30 余年，否认肺结核、肝炎、高血压、糖尿病病史，否认肿瘤家族史。为进一步明确发热病因，行 ^{18}F-FDG PET/CT 检查（病例图 43-1 和病例图 43-2）。

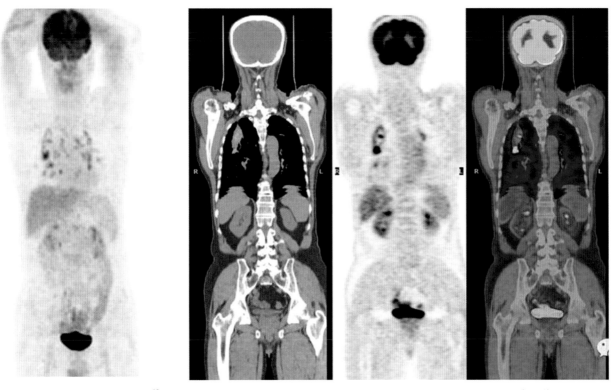

病例图 43-1 患者 ^{18}F-FDG PET/CT 图像，自左向右分别为 MIP 图、冠状位 CT、PET 及融合图像

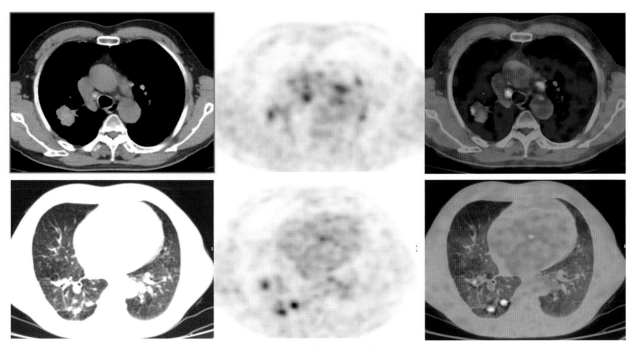

病例图 43-2 PET/CT 轴位图像，上排示右上肺肿物，下排示双肺多发结节。

^{18}F-FDG PET/CT 检查

影像所见：于右肺上叶可见一大小约 3.2 cm×3.5 cm×5.5 cm、沿人体长轴分布的软组织密度影，边缘可见长毛刺征，其内密度不均，平扫 CT 值为 32 ～ 98 Hu，^{18}F-FDG 摄取不均匀增高（SUVmax 5.6），其中 CT 所示密度较高区未见明显 FDG 摄取；双肺可见多发散在分布的结节状 FDG 摄取增高灶，病变直径 1.1 ～ 2.3 cm；FDG 摄取最高病灶处 SUVmax 为 6.1，纵隔及双侧肺门可见多发 FDG 代谢增高的小淋巴结，淋巴结密度较高，部分可见钙化；扫描野内其余脏器组织未见明显异常 FDG 摄取或结构改变。

检查意见：双肺多发 ^{18}F-FDG 代谢增高灶，结合病史考虑布鲁菌病可能。

最终临床诊断

本病例患者有长期牧区生活史，反复出现发热，并伴有乏力、多汗及关节痛等布鲁菌病的常见症状；PET/CT 发现双肺及纵隔多发代谢增高灶，其肺内最大的病灶为条状，密度不均匀，^{18}F-FDG 摄取不均匀增高，其中密度较高处未见明显 FDG 摄取，且病灶边缘可见长毛刺征，以上表现不似典型肺癌征象；此外该患者血清多项肿瘤标志物均为阴性，应考虑炎性病变，进一步结合患者临床表现考虑布鲁菌病可能性较大。患者入院后布氏杆菌检查（虎红平板凝集试验）阳性，支持该诊断。随后行抗布鲁菌病治疗，2 个月后患者症状明显好转，复查胸部 CT 示肺部病灶明显缩小。

病例相关知识及解析

布鲁菌病（brucellosis，简称布病）是由布氏杆菌（小型革兰氏阴性杆菌）细胞内寄生引起的自然疫源性疾病，是《中华人民共和国传染病防治法》中规定的乙类传染病。内蒙古、东北、青藏高原及西北地区为主要分布区，羊、牛、猪为本病的主要传染源，是人畜共患疾病。牧民或兽医接触羔羊为主要传播途径，皮毛、肉类加工、挤奶等也可传播。病菌经皮肤黏膜传染，进食病畜肉、奶及奶制品也可经消化道传染。在我国，内蒙古为布病的主要流行区，牧区布病发病率为 9.27%[1]，该地区布病以羊型和牛型为主，临床特点为发热，乏力，多汗，游走性大关节炎，肝、脾、睾丸肿大等，典型的热型为波状热，但也有很多患者表现为低热和不规则热，造成诊断困难。布氏杆菌常寄生于巨噬细胞内，抗菌药物及抗体不易进入发挥作用，细菌不易被消灭，病灶中的细菌多次进入血流，引起症状反复发作，因此病程易转成慢性。由于没有得到及时的诊断和合理的治疗，95% 患者转变为慢性感染，长期卧床，使壮年人群完全丧失劳动能力，妇女流产，男性患睾丸炎失去生育能力。

本病例患者有牧区生活史，出现布病的常见症状，尽管其发热热型并不典型，也应考虑到布病的可能性，但由于患者有咳嗽、气短等症状，PET/CT 检查又发现 FDG 代谢增高的肺内占位性病变和纵隔肿大淋巴结，诊断过程中又需首先除外恶性肿瘤。该患者的血清多项肿瘤标志物测定均为阴性，肺部病变表现不似典型肺癌征象，但是由于肺部布病没有明确的影像学诊断标准，最终临床诊断还需要依靠病原学检查及试验性治疗[2]；其临床表现也没有明显的特异性，在诊断过程中需要个体化，结合相关检查做出诊断[3]。

参考文献

［1］范蒙光，塔娜，郭威，等.2010—2014 年内蒙古自治区人间布鲁氏菌病监测结果分析.疾病检测，2016，31：945-948.

［2］Zhang T，Wang C，Wang X，et al. Pulmonary brucellosis on FDG PET/CT. Clinical Nuclear Medicine，2014，39：222-223.

［3］Cassle SE，Jensen ED，Smith CR，et al. Diagnosis and successful treatment of a lung abscessassociated with Brucella species infection in a bottlenose dolphin（Tursiopstruncatus）. J Zoo Wild Med，2013，44：495-499.

（张国建　王涛　白侠　王雪梅）

病例 44 肺曲菌病

病史及检查目的

患者女性，49 岁。主因"发热伴咳嗽、咳痰 20 余天"入院，经抗感染治疗后缓解，但胸部 CT 检查发现右肺上叶占位性病变。同期实验室检查多项肿瘤标志物测定［包括鳞状细胞癌抗原（SCC）、proGRP、CYFRA21-1、NSE、癌胚抗原（CEA）］均为阴性。患者否认有肺结核、肝炎、高血压、糖尿病病史，否认其他长期用药史及家族性遗传病史。为进一步明确肺内占位病变性质，行 ^{18}F-FDG PET/CT 检查（病例图 44-1 和病例图 44-2）。

^{18}F-FDG PET/CT 检查

影像所见：右肺上叶尖段支气管扩张，管壁增厚，腔内可见一椭圆形软组织密度影，边界清晰光

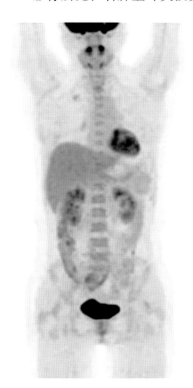
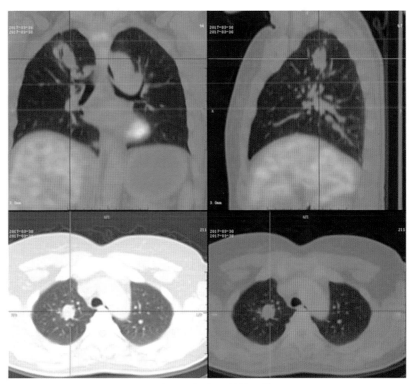

病例图 44-1　患者 FDG PET/CT MIP 图及冠状位、矢状位、轴位图像。

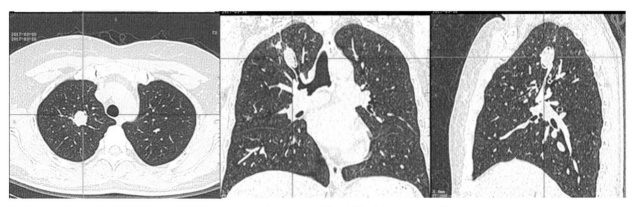

病例图 44-2　患者 PET/CT 检查同期胸部 HRCT 图像。

滑，CT 值 31 Hu，未见明显显像剂摄取，该病变在 HRCT 上可见"空气半月征"；病变远心端可见软组织条片或索条影及牵拉性细支气管扩张，部分软组织条片影可见显像剂摄取增高（SUVmax2.1）。扫描野内其他脏器组织未见明显异常 FDG 摄取或结构改变。

检查意见：右肺上叶尖段支气管腔内软组织病灶考虑良性病变可能性大（曲菌球？黏液栓？）；病变远端代谢增高条片影考虑炎性病变。

最终临床诊断

本病例患者 PET/CT 在扩张的支气管内看到椭圆形软组织密度影，代谢不高，高分辨 CT 上有典型的"空气半月征"，其他部位未见明确原发或转移性病灶，且肿瘤标志物均阴性，首先考虑良性疾病。结合有发热、咳嗽等肺曲菌病的常见症状，应考虑到曲菌球的可能，随后患者的实验室检查发现真菌 G 实验阳性，使该诊断得到了病原学证据。10 余天后再次复查胸部 CT，发现与 PET/CT 检查前比较，病变明显缩小，病变内见空气新月征（病例图 44-3）。

病例相关知识及解析

肺曲菌病（pulmonary aspergillosis，PA）是由于各种曲霉菌导致的呼吸道疾病，主要致病菌为烟曲菌，部分致病菌有黄曲菌、棒状曲菌、土曲菌、黑曲菌、构巢曲菌及花斑曲菌等。本病大多数为继发感染，原发者罕见，其发病原因多见于以下两种情况：一方面是长期大量使用广谱抗生素抑制了细菌生长，使对抗生素不敏感的真菌得以繁殖，从而导致肺真菌病；另一方面当免疫功能受到抑制如血液病、骨髓及实体器官移植、AIDS 等，中性粒细胞减少是引起肺内真菌感染的最重要因素[1]。临床上将 PA 分为曲菌球、变态反应性支气管肺曲菌病（ABPA）和侵入性肺曲菌病（IPA）等类型，不同类 PA 患者临床表现可有所差异。曲菌球患者可出现咳嗽、咯血症状，全身症状不明显。ABPA 患者常有特异性体质，反复出现发作性喘息、咳嗽、咳出棕色痰栓、咯血、发热，两肺可布满哮鸣音，受浸润的肺有细湿

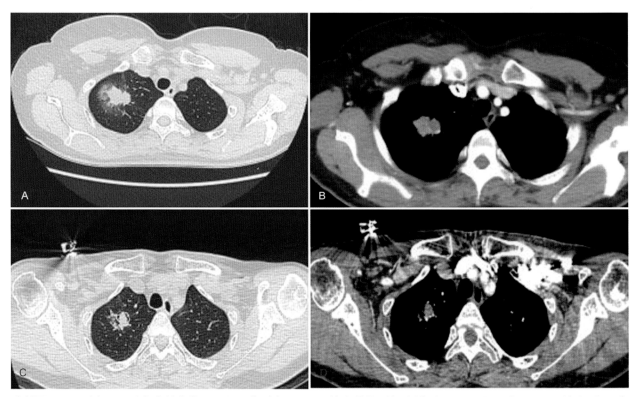

病例图 44-3　胸部 CT 观察病灶变化。**A** 和 **B** 分别为 PET/CT 检查前的平扫和增强 CT；**C** 和 **D** 为 PET/CT 检查后 10 余天的平扫和增强 CT。

啰音。病情严重者多为 IPA 患者，表现为发热、咳嗽、咳脓性痰、咯血、胸痛、呼吸困难，以及播散至其他器官引起相应症状和体征[2]。

PA 中最常见的临床类型是曲菌球。曲菌球是指曲霉菌菌丝寄生在肺原有空洞或空腔内，形成处于游离状态的曲菌球，肺原有病变包括结核及肺癌空洞、慢性肺脓肿、支气管扩张、肺大疱及肺囊肿等，其中结核是最常见的相关条件[1]。CT 检查可显示出曲菌球的病理学改变特征，即表现为"球中球"：①肺空洞或空腔内圆形或类圆形致密影；②肺空洞或空腔壁与内容物之间见新月形或环形透亮影，空洞（腔）足够大时，改变体位有相应移位；③曲菌球大小可长时间不变，并可出现钙化。有关 ^{18}F-FDG PET/CT 诊断 PA 的应用研究显示，IPA 患者通常表现为高代谢结节，而表现为等代谢性晕圈和等代谢性结节者通常为非侵袭性肺曲菌病[3]。

本病例患者于右肺上叶尖段扩张的支气管内发现类圆形致密物影，可见"空气半月征"，增强扫描未见明显强化，FDG 代谢不高，为较典型的曲菌球表现，其诊断过程中主要需与肺结核及肺癌空洞鉴别。肺结核空洞内容物为干酪样坏死物，密度不均，形态不规则，增强扫描无明显强化。肺癌空洞内容物为癌性肿块，与洞壁一部分相连，增强扫描病灶有不同程度强化，随体位变化无移动性，病灶边缘可见分叶短毛刺征。单纯的 FDG PET 对于肺曲菌病的诊断缺乏特异性，因此，在 PET/CT 检查中应注意结合解剖影像、临床和病理综合判断。

参考文献

[1] 黄依莲，李建红，岳甜甜. 肺曲霉菌病的分型 CT 诊断及鉴别诊断. 医学影像学杂志，2014，24：645-647.
[2] McCarthy MW, Aguilar-Zapata D, Petraitis V, et al. Diagnosis, classification, and therapeutic interventions for sinopulmonary aspergillosis. Expert Review of Respiratory Medicine, 2017; 11: 229-238.
[3] Kim JY, Yoo JW, Oh M, et al. ^{18}F-Fluoro-2-Deoxy-D-Glucose positron emission tomography/computed tomography findings are different between invasive and noninvasive pulmonary aspergillosis. Journal of Computer Assisted Tomography, 2013, 37: 596-601.

（张彦彦）

病例 45　结节病

病史及检查目的

患者女性，61 岁，主因"诊断类风湿性关节炎 1 个月，发现肺门淋巴结肿大 2 周"来诊。患者 1 个月前因出现多关节疼痛伴晨僵就诊，经检查诊断为类风湿性关节炎，予以抗炎治疗后症状有所缓解。2 周前行胸部 CT 检查发现肺门淋巴结肿大。患者偶有干咳，无发热、胸闷症状。本次就诊实验室检查发现 Hb 112 g/L ↓（参考值 115 ～ 150 g/L）；血结核菌抗体（－），痰涂片找结核菌、真菌均（－）；血清肿瘤标志物（－）。ESR 27 mm/h ↑（参考值 0 ～ 20 mm/h）。临床为进一步排除恶性肿瘤，行 ^{18}F-FDG PET/CT 检查（病例图 45-1）。

^{18}F-FDG PET/CT 检查

影像所见：多发 FDG 代谢明显增高的肿大淋巴结对称性分布于纵隔及双肺门，近似呈"八"字形，双颈部、锁骨上区、左侧锁骨下区、前肋膈角、椎旁、腹盆腔及腹膜后亦可见多发 FDG 代谢增高的肿大淋巴结，病灶 FDG 摄取最高处 SUVmax 21.0。上述肿大淋巴结均边缘清晰，无融合，内部无坏死。

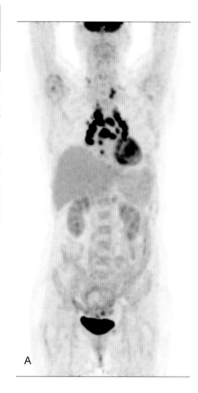
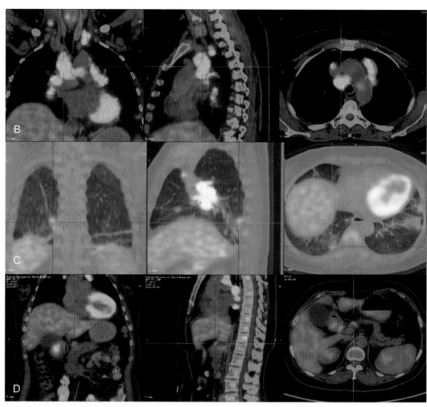

病例图 45-1　患者 FDG PET/CT 图像。**A** 为 MIP 图，**B ~ D** 分别示纵隔及肺门、肺内和腹膜后病灶。

另双肺可见多发斑片状影，呈 FDG 代谢增高表现，SUVmax 为 3.0。其余脏器组织未见明显异常 FDG 摄取或结构改变。

检查意见：全身多发 FDG 代谢增高淋巴结考虑结节病可能性大，建议组织病理学检查除外淋巴瘤等其他病变。

最终临床诊断

患者随后行纵隔淋巴结穿刺活检，病理诊断：非干酪性肉芽肿性炎，未见淋巴瘤。结合分子病理结果，荧光 PCR-TB（－），特殊染色结果：抗酸染色（－），考虑结节病。

病例相关知识及解析

结节病（sarcoidosis）是一种多器官受累的肉芽肿性疾病。任何器官均可受累，但以肺和胸内淋巴结受累最常见。本病特征性的病理改变为淋巴细胞和单核-巨噬细胞聚集及非干酪性类上皮肉芽肿形成。结节病在我国并不少见，多见于中青年，女性患病率略高于男性。该病的病因目前尚不清楚，具有遗传易感性，但遗传方式不明确。有人认为结节病是在不明病因的作用下 T 辅助细胞 1/T 辅助细胞 2（Th1/Th2）出现自身免疫反应的结果。大量研究资料表明，CD4 ＋ T 淋巴细胞和单核-巨噬细胞激活、增殖为主的细胞免疫功能增加在结节病发病中起重要作用。结节病患者的临床表现与受累脏器有关，多为隐匿起病，肺门、纵隔淋巴结及肺内受累约占 90% 以上，可表现为咳嗽、咳痰、胸闷等，发展至肺间质纤维化时可表现呼吸困难。活动进展期患者实验室检查可有白细胞减少、贫血、ESR 增快、血钙增高、血清碱性磷酸酶增高。血清血管紧张素转化酶（SACE）增高对本病诊断有一定价值。结核菌素试验（PPD 试验）一般为阴性或弱阳性。支气管肺泡灌洗液中细胞总数增加，以 T 淋巴细胞增加为主，且 CD4 ＋、CD4 ＋ /CD8 ＋比值明显增加。影像学检查是诊断肺结节病最重要的方法，其中 X 线片和胸部 CT 是首选检查手段。

核医学检查也可用于结节病诊断。既往传统的方法是 ^{67}Ga 扫描，对于结节病的诊断和病情监测有较好的应用价值，可观察到双肺门淋巴结基本对称的放射性浓聚，呈"八"字形分布[1]。目前广泛应用的 ^{18}F-FDG PET/CT 比较以往的 ^{67}Ga 平面显像，具有更高的灵敏度和分辨率，并可行全身断层显像，不仅能发现全身更多的受累脏器、组织，反映病灶活性的特点，还可指导选择活检部位，在鉴别诊断和病情评估方面具有独特优势[2-3]。尤其是对于多脏器受累的检出，明显优于常规影像检查（病例图 45-2）。

结节病应注意与其他引起淋巴结增大或肺内肉芽肿性疾病相鉴别，主要包括以下几类疾病：①肺门淋巴结结核：肺门淋巴结肿大常为单侧性，可有钙化，肺内常可见到结核病灶。教科书上提到"患者常有结核中毒症状，结核菌素试验阳性"，但在 FDG PET/CT 受检者中，真正有典型临床表现的结核患者只占很小一部分。②淋巴瘤：常见发热、贫血、消瘦等全身症状，胸内淋巴结肿大常只累及纵隔，即使累及肺门，也常为单侧性或不对称，肿大淋巴结常有融合趋势。③肺门转移性肿瘤：常表现为纵隔和一侧肺门淋巴结肿大，全身其他部位可找到原发灶。④其他肉芽肿性疾病：如其他淋巴结增生性疾病或矽肺等其他肉芽肿性疾病。

结节病的最终诊断需结合临床与组织病理学检查，只有组织病理学所见符合结节病，且临床排除结核、淋巴瘤或其他类似肉芽肿性疾病才可诊断［即使病理切片看到了肉芽肿样结构，也必须经抗酸染色、结核杆菌聚合酶链反应（PCR）等完全除外结核之后，才能做出结节病的诊断］。影像学检查中如果发现有典型的对称性胸内淋巴结受累，诊断或者至少鉴别诊断想到结节病并不难，而真正困难的是胸部病灶不典型而其他系统受累更加明显的情况（如病例图 45-2 所示患者）。此外，淋巴瘤累及肝、脾、肾及心脏时完全可以有类似的 PET/CT 表现，这时候就需要全面考虑。影像学表现严重，而症状相对轻微，二者不匹配也是支持结节病诊断的重要依据之一。当然最终诊断需要依靠活检。

多数结节病患者预后良好，多呈自限性，对于症状稳定者不需治疗。对于有症状或出现脏器受损，尤其是有心脏及中枢神经受累的患者，糖皮质激素是一线治疗方法。对于激素抵抗型患者，建议加用甲氨蝶呤或硫唑嘌呤。一些靶向药物，如抗肿瘤坏死因子（TNF）单克隆抗体或肺移植对于此病的疗效也正在探讨之中[4]。

本例患者为中老年女性，临床症状不明显，以多发淋巴结肿大为主要表现，尤其以双肺门、纵隔淋巴结受累及肺内侵犯为主。双肺门淋巴结分布基本对称，呈"八"字形分布，代谢异常增高。从纵隔窗上看，各个淋巴结边缘清晰，无融合，内部无坏死。从影像上符合结节病的典型表现，故把结节病作为

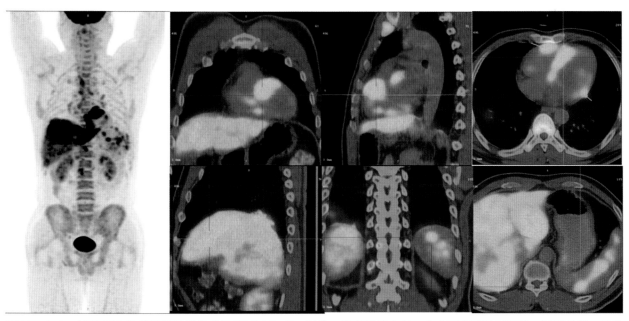

病例图 45-2　结节病全身多脏器受累患者的 FDG PET/CT 图像，病变累及心包、右心室前壁及室间隔，同时见肝、脾及肾受累。

第一诊断。但诊断中需注意与其他引起淋巴结肿大的疾病，尤其是淋巴瘤、转移瘤及其他淋巴结增生性疾病鉴别。淋巴瘤累及胸部时，常引起纵隔淋巴结肿大，但肺门淋巴结受累相对少见，且通常有融合趋势。本患者淋巴结不融合、双肺门明显受累的特点不是淋巴瘤的常见表现，最后须经病理排除。转移瘤多能找到原发灶，转移性淋巴结也常有坏死倾向。本患者无确切原发灶，且淋巴结未见明显坏死，不符合转移瘤的一般表现。其他感染或结缔组织病导致的淋巴结增生、多中心型的 Castleman 病、坏死性淋巴结炎等也应列入考虑范畴，但总体来说发病率相对较低、肺内受累少见，而且病变淋巴结的分布通常不具有胸部淋巴结受累最重且两侧对称的特点。

参考文献

［1］苗积生，史德刚，潘惠忠，等 .18F-FDG 符合线路显像与 67Ga 显像诊断结节病的对比研究 . 中华核医学杂志，2003，23：231-232.

［2］关志伟，姚树林，王瑞民，等 .22 例结节病 18F-FDGPET/CT 影像学特征分析 . 中华核医学杂志，2011，31：334-338.

［3］Prasse A. The diagnosis，differential diagnosis，and treatment of sarcoidosis. Dtsch Arztebl Int，2016，113：565-574.

［4］Frye BC，Schupp JC，Köhler TL，et al. Diagnosis and treatment of sarcoidosis. Current standards. Internist（Berl），2015，56：1346-1352.

（赵梅莘　张卫方）

病例 46　间质性肺病

病史及检查目的

患者女性，46 岁，主因"间断咳嗽、咳痰、活动后气短 4 年，加重 2 个月"就诊。患者 4 年前无明显诱因出现咳嗽、咳痰，伴活动后喘憋、气短，无发热、胸闷、胸痛、咯血；3 年前外院胸部 CT 检查示"双肺间质性肺炎"；近两年逐渐出现双肘关节疼痛、口干（进食干食无需水送服）、皮肤变黑、面部皮肤发紧、背部皮肤变硬及张口受限症状。近期胸部 CT 检查示：左肺下叶后基底段局限性致密，似有结节；双肺胸膜下多发斑片磨玻璃影、网格影，以双肺下叶为主；纵隔多发肿大淋巴结。实验室检查：肌酸激酶（CK）334 U/L（参考值 18.0 ～ 198.0 U/L），IgG 213 mg/dl（参考值 751 ～ 1560 mg/dl），IgA 213 mg/dl（参考值 82 ～ 453 mg/dl），CRP 7.06 mg/dl（参考值 0 ～ 0.8 mg/dl），ESR 37 mm/h（参考值 2 ～ 20 mm/h），ANA 1：320，抗 ds-DNA 阴性，抗 SSA-52 KD 抗体阳性，类风湿因子（RF）阳性。肺功能检查提示限制性通气功能障碍，弥散量降低；唇腺活检可见 1 个淋巴细胞聚集灶；唾液腺显像示腮腺功能低下。临床考虑诊断"间质性肺炎，干燥综合征"。为进一步明确肺内结节性质，行 FDGF PET/CT 检查（病例图 46-1）。

18F-FDG PET/CT 检查

影像所见：双肺可见多发磨玻璃影、胸膜下线，以背侧和下叶为著，病变处伴显像剂摄取明显增高，SUVmax 4.6；双肺门可见多发 FDG 代谢增高的肿大淋巴结。扫描野内其他区域未见明显异常 FDG 摄取或结构改变。

检查意见：双肺多发磨玻璃影及胸膜下线伴双肺门多发肿大淋巴结，均呈 FDG 代谢显著增高表现，结合病史符合间质性肺病活动期改变。

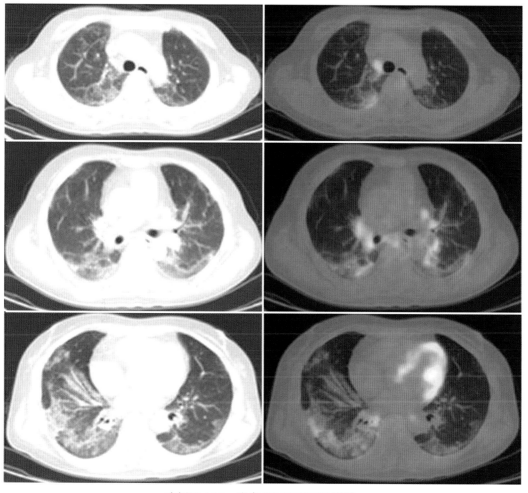

病例图 **46-1** 患者 FDG PET/CT 图像。

病例相关知识及解析

间质性肺病（interstitial lung disease，ILD）是一组以肺泡为单位的炎症和间质纤维化为基本病变的非感染性肺部疾病的总称[1]。能够引起 ILD 的病因类型包括免疫性、药物性、理化性等因素，部分原因不明。肺间质炎症是 ILD 的重要病理改变之一。ILD 初期或急性期主要表现为不同种类的炎症细胞数目增加，不同种类的炎症细胞特征可作为疾病分类的主要依据之一[1]，如结节病的肺泡炎以淋巴细胞为主，特发性肺纤维化的肺泡炎以中性粒细胞为主等。肺间质炎症的发展和预后常与炎症细胞的数量与类型有关。炎症细胞的活化状态是另一个与疾病进展相关的因素。如果炎症细胞没被活化，只是存在于肺间质中，则仅可导致肺泡壁变形，通常不引起显著的损伤性改变。然而，当某些炎症细胞被激活，则可损伤肺泡壁，特别是损伤 I 型上皮细胞和毛细血管内皮细胞。活化的炎症细胞如中性粒细胞能释放各种细胞因子和高活性的自由基，损伤肺实质细胞，它还能释放结缔组织特异性蛋白酶，对肺间质、胶原组织和基底膜等造成损伤。嗜酸性粒细胞可损伤肺实质细胞和结缔组织。淋巴细胞介导的炎症反应的特点是形成慢性肉芽肿。肺泡巨噬细胞被激活不但可释放氧代谢产物和蛋白酶，还可释放使肺泡壁纤维化的细胞因子。在 ILD 中，一种疾病可表现为几种组织病理类型的改变，同一组织病理类型又可由不同的病因所致，这种病理与疾病既相关，又交叉重叠的现象很普遍。

ILD 的诊断基于影像学检查、肺功能测定以及肺组织活检。临床中并非每个间质性肺病患者都需要或有条件接受肺组织活检，可获得组织病理诊断的间质性肺病患者不到 20%，以组织病理学特点为基础的分类方法在实际临床中的应用受到限制，而影像学检查在 ILD 的诊治中发挥着重要作用。胸部 CT 是诊断和鉴别诊断 ILD 的首选检查方法，HRCT 发现磨玻璃影、网格状影或蜂窝状影高度提示 ILD，但是 CT 发现的肺间质改变可能与肺内疾病的活动性并不匹配。近期有研究表明，^{18}F-FDG PET 可以评价间质性肺病的活动性[2-4]，这是由于炎性细胞的葡萄糖代谢旺盛，可摄取更多的 ^{18}F-FDG。有研究发现[2] ^{18}F-FDG 的异常摄取既可以发生在 CT 异常的部位，也可以发生在尚无 CT 改变的区域，提示 ILD 的肺部活性并不完全与形态学改变相关，而 ^{18}F-FDG PET 可以探测更早期的病变；另一方面，^{18}F-FDG 的摄取程度与 ESR 和 CRP 等血浆炎症指标相关，也与肺功能测定指标相关，因此，^{18}F-FDG 显像可用于评价 ILD 的治疗疗效。当然，^{18}F-FDG 显像在 ILD 的临床应用还有一些尚待解决的问题，如不同类型 ILD ^{18}F-FDG 摄取存在差异，其原因有待进一步探讨等。另外，ILD 患者中肺癌的发生率明显增高，且不同类型及不同时期的 ILD 患者间质性肺病变均可呈结节或团块状表现，因此，对于 ILD 患者发现肺部实变时要警惕合并的恶性肿瘤情况。总之，^{18}F-FDG 显像可以在 CT 形态学评估的基础上，提供 ILD 患者肺部病变的活性信息，对于评价疾病的活性、动态监测疗效有重要的意义。

参考文献

［1］蔡后荣，张湘燕，李惠萍. 实用间质性肺疾病，北京：人民卫生出版社，2016.

［2］Jacquelin V，Mekinian A，Brillet PY，et al. FDG-PET/CT in the prediction of pulmonary function improvement in nonspecific interstitial pneumonia. A Pilot Study. Eur J Radiol，2016，85：2200-2205.

［3］Nobashi T，Kubo T，Nakamoto Y，et al. FDG uptake in less affected lung field provides prognostic stratification in patients with interstitial lung disease. J Nucl Med，2016，57：1899-904.

［4］李昊元，王铁，杨敏福. 特发性间质性肺炎患者 ^{18}F-FDG PET/CT 与肺功能及炎性指标的相关性. 中国医学影像技术杂志，2019，35：209-213.

（王丽　杨敏福）

病例 47　大动脉炎肺动脉受累

病史及检查目的

患者女性，25 岁，因"发热、咳嗽伴颈部疼痛 1 年半"入院。约 1 年半前患者开始间断出现发热，体温波动于 37.5～38.3℃，同时伴咳嗽、痰中带血丝，曾就诊于当地医院。其间胸部 CT 检查发现双肺游走性斑片影及少许网格影；实验室检查发现 ESR 及 CRP 升高，PPD 及结核感染 T 细胞检测（T-SPOT）阴性；支气管肺泡灌洗液及肺穿刺活检未见感染及肿瘤证据；行经验性抗结核治疗效果不佳，并逐渐出现颈部疼痛及左上肢肌无力。20 天前当地医院颈部超声检查提示头臂干、右锁骨下动脉、双侧颈总动脉符合大动脉炎表现。1 周前劳累后再发咳嗽及痰中带血丝，为进一步诊治就诊于我院。入院体格检查：血压右上肢 74/56 mmHg，左上肢 120/70 mmHg，右侧桡动脉搏动减弱，左侧桡动脉搏动正常；双侧颈部可闻及血管杂音。实验室检查：ESR 44 mm/h，CRP 16.4 mg/L；HBsAg 阳性；GM 试验阳性；余无特殊发现。临床考虑诊断大动脉炎，为评估病变累及范围行 FDG PET/CT 显像（病例图 47-1）。

^{18}F-FDG PET/CT 检查

影像所见：升主动脉、主动脉弓、头臂干、双侧锁骨下动脉、颈总动脉、降主动脉及肺动脉主干血管壁可见 FDG 摄取不均匀性增高（SUVmax 分布于 2.0～2.8），部分区域 CT 可见血管壁增厚，但未见明确管腔扩张或动脉瘤形成表现。双肺纹理清晰，双侧胸膜下可见多发 FDG 摄取增高的斑片影

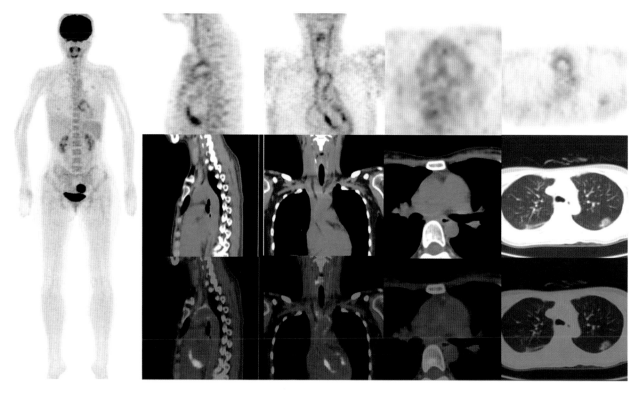

病例图 47-1　患者的 FDG PET/CT 图像。

（SUVmax 分布在 1.5 ～ 2.0），边界欠清晰，其中大者位于左肺上叶尖后段，范围约 2.1 cm×1.4 cm；全身其余扫描野内未见明显异常结构改变或 FDG 摄取。

　　检查意见：全身多发大动脉管壁 FDG 代谢增高可符合大动脉炎活动期表现；双肺多发 FDG 代谢增高斑片影考虑大动脉炎肺动脉受累继发表现。

临床诊断及治疗经过

　　为进一步观察肺动脉受累情况，患者行肺灌注 SPECT/CT 显像（病例图 47-2），结果示右肺上叶前段、后段、中叶外侧段、下叶基底段，左肺上叶尖后段、舌段和基底段可见多发呈肺段分布的楔形放射性稀疏缺损区，相应部位 CT 仅于部分肺段内见少许胸膜下斑片影，余未见明显异常结构改变。上述双肺多发血流灌注减低区亦符合大动脉炎肺动脉受累表现。患者同期完善了 CTPA 检查，结果示右下肺动脉基底干管壁增厚，管腔重度狭窄，但未见明显肺栓塞征象。临床使用泼尼松治疗后，该患者症状好转，复查胸部 CT 示肺内病变较前吸收，ESR 和 CRP 恢复正常。

病例相关知识及解析

　　大动脉炎又称高安动脉炎（Takayasu's arteritis，TA），属系统性血管炎的一种临床常见类型，是一种慢性、肉芽肿性大动脉炎症性疾病，主要累及主动脉及其主要分支，如头臂干、肾动脉、颈动脉、椎动脉、冠状动脉和肺动脉等。不同于巨细胞动脉炎的是，该病好发于年轻女性，以亚洲、中东地区多见，目前发病机制尚不明确。TA 病理上表现为累及血管壁全层的慢性特发性肉芽肿性血管炎，典型组织学改变包括炎性细胞浸润、内膜增生、纤维化或瘢痕形成，导致血管管腔不规则狭窄、闭塞，晚期易破坏弹性纤维，引起血管壁扩张、动脉瘤形成。临床上患者常表现为发热、乏力等全身症状，以及不同部位血管受累引起的相应器官缺血的症状与体征，实验室检查缺乏特异性，疾病活动期可见 ESR 和 CRP 升高。TA 总体预后较差，患者死因多为心力衰竭、肺动脉高压、动脉瘤破裂等心血管疾病并发症。

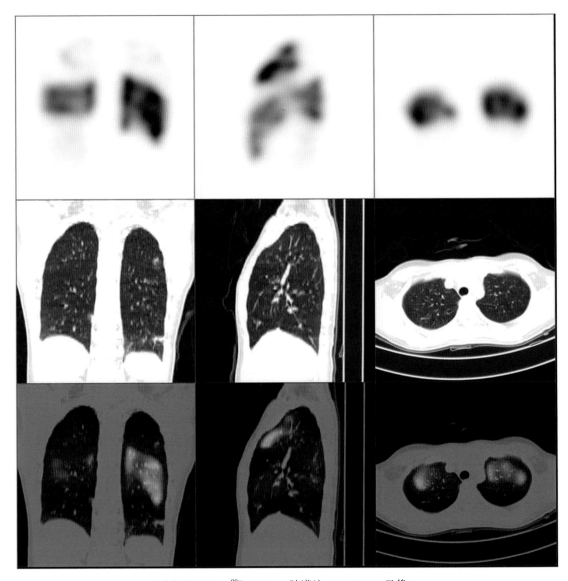

病例图 47-2 ⁹⁹ᵐTc-MAA 肺灌注 SPECT/CT 显像。

目前临床诊断 TA 仍使用美国风湿病学会（ACR）1990 年的分类标准[1]，即满足以下 6 条中的 3 条即可诊断：①发病年龄 ≤ 40 岁；②四肢肢体缺血，肌肉疲乏或不适；③肱动脉搏动减弱；④双上肢收缩期血压差 > 10 mmHg；⑤听诊锁骨下动脉或腹主动脉异常杂音；⑥动脉造影发现主动脉及其主要分支，或四肢近端大动脉局限性或节段性狭窄或闭塞，并除外动脉硬化、肌纤维发育不良等原因。然而，此标准对于以肺动脉、冠状动脉等其他动脉受累为首发或唯一表现的病例诊断困难。

FDG PET/CT 在血管炎诊疗中的应用已得到临床认可[2-3]。多数 TA 在 FDG PET/CT 显像中表现为主动脉及其主要分支的 FDG 摄取增高，且摄取模式多为单个或多个血管节段出现不连续的异常 FDG 高摄取，并可伴有管腔形态改变，如管腔狭窄或扩张及动脉瘤形成[2]。与传统影像相比，PET/CT 可通过全身大视野成像一次扫描得到全身影像信息，便于观察病变血管的部位及范围，尤其是对于那些处在疾病早期尚未发生明显结构改变的活动性 TA 具有独特的诊断价值；而随着治疗后炎症的控制，血管壁 FDG 代谢活性会相应降低。因此，FDG PET/CT 不仅可用于大动脉炎的早期诊断，还可为疾病活动性评估以及疗效监测提供客观依据[3]。

本例患者为 TA 同时累及主动脉及其头颈部分支和肺动脉的典型病例。但 PET/CT 用来评估病变范围及活动度时，主要发现了主动脉及其头颈部分支血管和肺动脉主干受累，肺灌注 SPECT/CT 显像所示多肺段血流灌注减低区相应供血动脉未见明显 FDG 摄取，考虑与血管细小及设备分辨率等因素相关，而双侧胸膜下 FDG 增高的斑片影考虑为肺动脉受累后与相应区域肺组织血供障碍相关的继发性改变。由此可见，肺灌注显像可作为 TA 是否存在肺动脉分支受累的补充检查手段。值得注意的是，肺灌注 SPECT/CT 表现出的双肺多发楔形分布的放射性稀疏缺损区与肺栓塞类似，应注意避免误诊为肺栓塞。本病例结合患者为青年女性，无肺栓塞高危因素，D- 二聚体正常，且患者 TA 诊断明确，应首先考虑 TA 肺动脉受累，因为约 50% 的 TA 患者存在肺动脉受累情况[4]，且患者的临床表现及 PET/CT 影像特征均符合 TA 表现，肺灌注 SPECT/CT 显像中双肺多发楔形分布的放射性稀疏缺损区完全可以用 TA 肺动脉受累解释。

由于目前广泛应用的 TA ACR1990 分类诊断标准并未将肺动脉受累情况纳入，因此 TA 肺动脉受累诊断常遇困难。当 TA 累及肺动脉时，临床表现以呼吸系统症状为主，包括呼吸困难、咯血、胸痛等，全身症状如发热等相对较少。病变进展可产生严重的肺动脉高压及心力衰竭。TA 肺动脉受累常被误诊为慢性肺血栓栓塞、肺结核、肺炎等，误诊率可高达 50%～80%。TA 肺动脉受累的影像学表现以狭窄、阻塞多见，少数为肺动脉扩张或肺动脉瘤。肺动脉受累双侧多于单侧，右上肺动脉受累最为常见。CTPA 多表现为肺血管管壁增厚，可伴发狭窄、扭曲、管腔变细，呈鼠尾状改变；CT 上除肺血管表现外，还可见肺部间接征象，包括肺梗死、肺纹理稀疏、胸膜下网格-线状影等肺缺血损伤后修复的表现，以及特征性的肺实质损伤，表现为反复出现的游走性胸膜下楔形斑片影。TA 肺动脉受累出现管壁增厚，管腔狭窄、闭塞，可在肺灌注显像上呈放射性稀疏缺损区，并呈现肺通气 / 灌注"不匹配"表现，与肺栓塞表现类似，此时需注意充分结合患者临床资料进行鉴别诊断。

参考文献

［1］Arend W P，Michel B A，Bloch D A，et al. The American College of Rheumatology 1990 criteria for the classification of Takayasu arteritis［J］. Arthritis Rheum，1990，33（8）：1129-34.

［2］Chen Z，Zhao Y，Wang Q. Imaging features of（18）F-FDG PET/CT in different types of systemic vasculitis［J］，2022，41（5）：1499-1509.

［3］Jamar F，Buscombe J，Chiti A，et al. EANM/SNMMI guideline for 18F-FDG use in inflammation and infection［J］. J Nucl Med，2013，54（4）：647-58.

［4］林劲楷，张婷，彭敏，等. 大动脉炎肺动脉受累的临床特点及研究进展［J］. 中华结核和呼吸杂志，2021，44（01）：54-59.

（翁诗佳　赵赟赟　王茜）

病例 48　原发性气管支气管肺淀粉样变性

病史及检查目的

患者女性，67 岁，主因"间断发热 9 个月，发现右肺占位 1 个月"就诊。患者 9 个月前受凉后出现发热，最高体温 38.5℃，伴气短，每日下午发热，夜晚体温可降至正常，抗感染治疗后症状好转；7 个月前及 3 个月前两度再次出现类似症状；1 个月前胸部 CT 检查发现右肺中间段支气管占位。实验室检查：血常规、炎性因子、病原体培养、血尿 M 蛋白均未见明显异常。后经气管镜取右肺中间段支气管占位组织，病理检查结果提示：破碎支气管黏膜组织呈慢性炎表现，间质可见较多粉染无结构物，伴异物巨细胞反应，免疫组化：CK（上皮＋），CD68（组织细胞＋），特殊染色结果：六胺银（－），

PAS（－），刚果红（＋），不除外淀粉样变性。既往史及家族史无特殊。为评估病变全身累及情况并除外恶性病变，行 ^{18}F-FDG PET/CT 检查（病例图 48-1）。

^{18}F-FDG PET/CT 检查

影像所见：双肺纹理清，右肺中间段支气管周围可见一索条状 FDG 摄取增高的较高密度软组织影（SUVmax 8.3；CT 值 36 ～ 127 Hu），短径约 1.4 cm，累及长度为 4.2 cm；右肺下叶可见沿支气管管壁向周围延伸的条片状高密度影，局部可见部分支气管腔扩张，内见多发黏液，该区域见轻度 FDG 摄取（SUVmax 1.1）；纵隔 4 区见数个稍大淋巴结，呈长椭圆形，密度较高，大者短径约 0.8 cm，伴 FDG 摄取轻度增高（SUVmax 2.1）；余双侧肺门及腋窝区域未见异常淋巴结显示。全身其他部位未见明显异常结构改变或 FDG 摄取。

检查意见：右肺中间段支气管周围软组织影伴 FDG 代谢增高，可符合局灶性淀粉样变性表现；右肺下叶慢性炎症伴部分肺不张；纵隔轻度 FDG 代谢增高淋巴结，考虑反应性增生，建议随诊。

病例相关知识及解析

淀粉样变性（amyloidosis）是指淀粉样物质在细胞外的异常沉着，从而影响组织细胞正常功能所导致的慢性代谢性疾病。根据病因可分为原发性、继发性和遗传性淀粉样变性。原发性淀粉样变性指无前期疾病或同时伴发的疾病（除外多发性骨髓瘤或 Waldenstrom 巨球蛋白血症）；继发性淀粉样变性则指伴发于慢性疾病，如肿瘤、结缔组织病等情况。淀粉样变性可以表现为全身性疾病，也可以局限于某些器官，最常累及的部位是肾脏、心脏和胃肠道等，排在其后的是呼吸系统。

当淀粉样物质局限性沉着于肺实质、肺间质以及气管支气管黏膜下而不累及其他组织器官时，称原发性气管支气管肺淀粉样变性（primary tracheobronchial pulmonary amyloidosis，PTBA）。其病理表现为

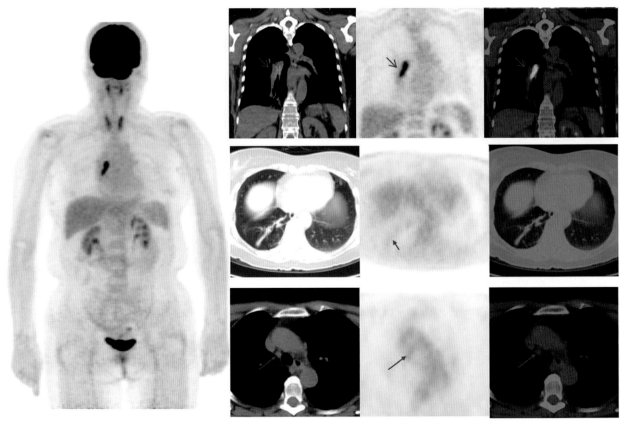

病例图 48-1　患者 FDG PET/CT 图像。

淀粉样蛋白沉积于支气管黏膜、肺泡间质、小血管壁，导致肺泡间隔增厚，伴少量淋巴细胞、浆细胞、成纤维细胞、巨噬细胞浸润及化生性骨化。PTBA 是一种罕见疾病，病因及发病机制尚不明确，男女比例约 1.6∶1，起病隐匿，多呈慢性病程，临床表现缺乏特异性，主要表现为呼吸困难、咳嗽、咯血、喘息，症状无特异性，易与肺结核、肺癌等混淆。本病例主要表现为发热，无明显呼吸道症状，因此在临床上易误诊漏诊。PTBA 尚无确切有效的治疗方案。主要治疗方法包括：经支气管镜介入治疗、外科手术治疗、激素免疫抑制剂药物治疗及放射治疗等。PTBA 治疗预后尚不明确，部分患者术后数年后复发[1-2]。

根据病变累及的部位，PTBA 可分为气管支气管型淀粉样变性、结节实变型淀粉样变性、浸润性肺间质型淀粉样变性和淋巴结淀粉样变性 4 种亚型，其中气管支气管型是最常见的亚型。气管支气管型淀粉样变性 CT 主要表现为气管支气管壁局限性或广泛增厚、管腔不同程度狭窄，典型者呈"铺路石"征；气管隆突上下区域长段条状及"轨道样"钙化最具有特异性；肺门、纵隔淋巴结肿大伴肺不张，反复远端感染而呈支气管扩张表现。结节实变型淀粉样变性 CT 表现可呈单个或多个结节，边缘多光滑或分叶，少数呈毛刺状，直径多 2～5 mm，以下叶、周边分布为主，约 1/3 结节可伴空洞或钙化。浸润性肺间质型淀粉样变性表现为弥漫的肺间质浸润，呈线状、网状结节影，甚至蜂窝样，偶呈斑片状肺泡实变影。该病的肺部影像学表现多样，不易与肺癌、肺部感染等相鉴别[3]。支气管镜检查是诊断气管支气管型 PTBA 的重要手段，支气管镜可观察到单发或多灶性隆起的宽基底光滑结节、支气管内广泛性肥厚狭窄。组织病理学检查为确诊该病的金标准，淀粉样物质 HE 染色呈嗜伊红性、PAS 染色呈浅红色、刚果红染色呈玫瑰红色，在偏光显微镜下则呈典型的黄色双折光。

有研究发现，未治疗的局灶性淀粉样变性患者在 FDG PET/CT 上可以表现为高摄取，其机制可能与淀粉样物质局部存在炎性细胞、多核巨噬细胞及单克隆浆细胞浸润相关，而系统性淀粉样变性由于淀粉样物质周围缺乏巨细胞及炎症细胞，因此在 PET/CT 上多无异常 FDG 摄取。这提示 FDG PET/CT 可能能为鉴别局灶性或系统性淀粉样变性提供帮助，如本例患者右肺中间段支气管周围软组织影伴 FDG 代谢增高，符合局灶性淀粉样变性表现。然而，有关 FDG PET/CT 用于淀粉样变性的研究报道数量有限[4-5]，且结论尚不统一，其诊断价值有待进一步证实。

由于 ^{18}F-FDG 显像对于淀粉样变性的诊断缺乏特异性，目前新型示踪剂的开发为人们所关注，其中 ^{123}I 标记血清淀粉样蛋白 P 成分（SAP）能与淀粉样原纤维的钙依赖性物质结合，并在所有类型的淀粉样蛋白沉积物中都会发生特异性浓聚，可显示淀粉样蛋白沉积的分布范围，对可疑淀粉样变性患者的诊断和随访起着重要作用。此外，用于单光子显像的 ^{99m}Tc-DPD、^{99m}Tc-PYP 以及用于 PET/CT 显像的 ^{18}F-Florbetaben、^{11}C-PiB 对心脏局灶性淀粉样蛋白沉积的检出也有报道。

参考文献

[1] Chcialowski A，Zielinska-Krawczyk M，Carewicz R，et al. Primary tracheobronchial amyloidosis［J］. Pol Merkur Lekarski，2006，20（115）：73-76.

[2] 吕昕，罗婷，刘莉，等 . 原发性气管支气管肺淀粉样变性的临床特点分析 . 中华医学杂志，2019，99（12）：918-922.

[3] Li D，Wang L，Asmit T，et al. Diagnosis of primary tracheobronchial amyloidosis by multiplanar reconstruction of the computed tomography combined with bronchoscope. 中南大学学报（医学版），2015，40（10）：1076-1082.

[4] 姜梅，杨小丰，张云，等 . 结节性肺淀粉样变 PET/CT 显像二例［J］. 中华核医学与分子影像杂志，2012，32（2）：152-153.

[5] Glaudemans AW，Slart RH，Noordzij W，et al. Utility of ^{18}F-FDG PET（/CT）in patients with systemic and localized amyloidosis. Eur J Nucl Med Mol Imaging，2013，40（7）：1095-1101.

（翁诗佳　李原　王茜）

病例 49 肺动脉肉瘤

病史及检查目的

患者女性，32 岁，因"间断性右前胸痛 1 个月，发热 1 周"就诊。患者自述 1 个月前无明显诱因出现右前胸部针扎样疼痛 1 次，持续 10 min 左右。10 余天前开始无明显诱因突发胸闷、憋气、右前胸部疼痛，多于活动后加重，休息后可缓解。1 周前出现发热，体温在 38℃左右，服用布洛芬后体温下降。无咯血，无咳嗽、咳痰，无头晕、黑矇、晕厥，无双下肢水肿。其间就诊于当地医院，查心脏彩超提示"肺动脉占位并累及左、右肺动脉"；胸部 CT 示右肺多发病变并有肺动脉干低密度充盈缺损，右侧胸腔积液。临床以"肺动脉血栓栓塞症？右肺多发病变原因待查"收住院。患者入院后随即行肺动脉造影（病例图 49-1），见右下肺动脉近端及以下分支无造影剂进入，提示右下肺动脉完全闭塞。为进一步了解肺动脉病变性质行 ^{18}F-FDG PET/CT 显像。

^{18}F-FDG PET/CT 检查

影像所见：肺动脉主干管腔内可见 FDG 摄取显著增高的稍低密度影（SUVmax 10.3），并延伸至左、右肺动脉主干；右肺上叶多发大小不一的软组织密度结节或团块影，部分病变周围伴片状磨玻璃密度或实变影；病变组织显像剂摄取不同程度增高，SUVmax 2.0 ～ 4.0。右肺下叶胸膜下亦可见软组织密度影，周围显像剂摄取增高（SUVmax 2.6），中心显像剂摄取减低。右心室显像剂摄取明显增高（病例图 49-2 至病例图 49-4）。

检查意见：肺动脉干及左、右肺动脉主干内占位，代谢活性增高，考虑恶性病变（肺动脉肉瘤？）；右肺上叶见多发结节及团块影，考虑肺内转移瘤可能性大；右肺下叶胸膜下软组织密度影，考虑肺梗死灶可能性大。右心室代谢活性异常增高，考虑肺动脉高压所致。

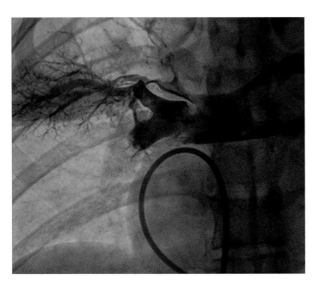

病例图 49-1 肺动脉造影提示右下肺动脉完全闭塞。

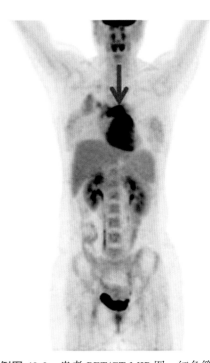

病例图 49-2 患者 PET/CT MIP 图，红色箭头提示肺动脉主干显像剂摄取显著增高。

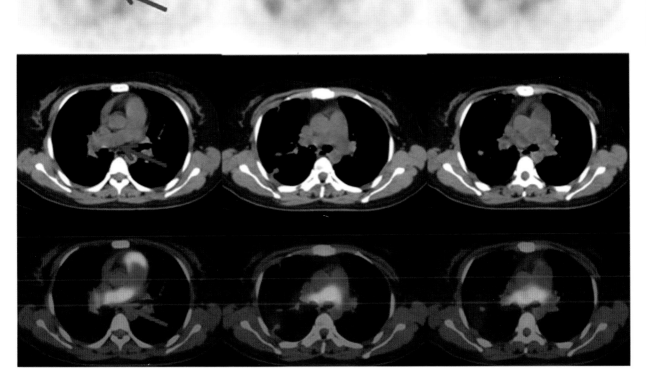

病例图 49-3 PET/CT 轴位图像，红色箭头提示肺动脉主干管腔内稍低密度影，延伸至左、右肺动脉主干，显像剂摄取显著增高。

最终临床诊断

　　患者行右下肺动脉肿物穿刺活检：送检物为灰白色碎组织，镜检示大部分为纤维素，其边缘附着少量核异型细胞。组化染色结果：Vim（＋）；RETICULUM（显示网织纤维围绕单个肿瘤细胞分布）；CK（－）、SMA（－）、CD31（－）、CD34（－）、Ⅷ因子（－）、PAS（－）、CEA（－）；P53（弱＋）；Ki67 指数约 70%。结合病史，符合肺动脉肉瘤。

病例相关知识及解析

　　肺动脉肉瘤（pulmonary artery sarcoma）是一种罕见的原发于肺动脉管腔的恶性肿瘤，报道发病年龄为 13～81 岁，平均年龄约 49 岁，女性稍多见，儿童极罕见。该病临床症状缺乏特异性，可有呼吸困难、胸痛、咳嗽、咯血等呼吸系统症状，或伴有体重减轻、晕厥、发热等全身症状，可有心脏收缩期杂音，早期可出现肺动脉高压表现。肺动脉肉瘤可分为内膜肉瘤和壁间肉瘤两大类。内膜肉瘤起源于肺动脉内膜多能干细胞，组织学上又可分为血管肉瘤（最常见类型）、骨肉瘤或横纹肌肉瘤；壁间肉瘤则起源于肺动脉血管壁中层，组织学上分类为平滑肌肉瘤。肺动脉肉瘤患者中累及肺动脉干者占 85%，累及右肺动脉者占 71%，累及左肺动脉者占 65%，肺动脉瓣膜（32%）和右心室流出道（10%）也可受累[1]。该病预后较差，未经手术治疗者平均生存时间约为 1.5～3 个月，手术切除是治疗该病的主要方法。术后 1、2、5 年生存率分别为 31%、24%、6%。肺、心脏、胸膜和纵隔的直接蔓延较远处转移常见，约 50% 的患者在发现时已有肺和纵隔转移，16%～19% 的患者合并远处转移[1]。由于肿瘤堵塞肺动脉，

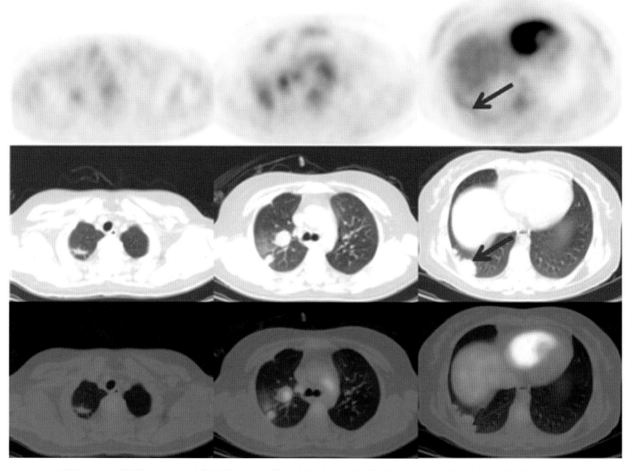

病例图 49-4 肺部 PET/CT 轴位图像，红色箭头示右肺下叶胸膜下软组织密度影，周围显像剂摄取增高。

可以出现与肺血栓栓塞相似的病理生理改变和临床表现，因此极易出现误诊。当临床发现与肺血栓栓塞相似的症状，D-二聚体正常，早期出现右心功能不全，抗凝治疗无效时，应警惕本病的可能。

肺动脉恶性病变的确诊需要依赖病理，取材方式主要依赖造影引导下的活检。此操作有一定的失败率，因为部分恶性病变表面会合并血栓形成，也有一定的并发症风险，有因取材而死亡的个案报道。因此，影像学在肺动脉占位的鉴别诊断中有重要的价值。CT 肺血管造影发现病灶边缘不规则、分叶，增强扫描显示不均匀强化者，高度提示本病[2]。MRI 可显示肺动脉腔内软组织肿块，还可显示肿块与肺动脉瓣的关系。CT 和 MRI 是目前鉴别肺动脉占位的常用手段，均具有很高的准确性（> 90%），尤其是 MRI 具有良好的组织分辨力，应该作为首选检查法。但是临床上仍有一部分肺动脉占位利用上述常规手段难以鉴别的情况，如原发性肉瘤、转移瘤及良性的肺动脉血栓、肉芽肿等的鉴别。此外，一部分肺动脉炎性疾病随着疾病的进展也可以在局部形成肿块样病变，包括大动脉炎、白塞病，不过此种情况更为罕见。据已有的文献报道，无论是肺动脉原发还是转移性肿瘤，一般都有较高的代谢活性，只有极少数肉瘤、脂肪瘤代谢活性不高；与此相对，绝大多数良性病变代谢活性较低。基于此，^{18}F-FDG PET/CT 显像是一种理想的鉴别肺动脉良恶性病变的方法。根据我们自己的经验以及文献荟萃分析，如果以 SUVmax 3.3 作为判断良恶性的界值，则 ^{18}F-FDG PET/CT 的灵敏度和特异度分别为 98.4% 和 96.8%，SUVmax > 4 几乎均为恶性，因此可用于精准地鉴别肺动脉占位[3]。

参考文献

［1］Restrepo CS，Betancourt SL，Martinez-Jimenez S，et al. Tumors of the pulmonary artery and veins. Seminars in ultrasound，CT，and MR，2012，33：580-90.

［2］濮欣，窦瑞雨，黄小勇，等 . 肺动脉肉瘤临床及影像学表现 . 心肺血管病杂志，2014，33：417-421.

［3］Xi XY，Gao W，Gong JN，et al. Value of 18F-FDG PET/CT in differentiating malignancy of pulmonary artery from pulmonary thromboembolism：a cohort study and literature review. Int J Cardiovasc Imaging，2019，35：1395-1403.

（高伟　王丽　杨敏福）

病例 50　肺良性转移性平滑肌瘤

病史及检查目的

患者女性，39 岁，以"间断咳嗽、咯血 1 周"入院。患者 1 周前无明显诱因出现咳嗽，咯血 1 次（量约 6 ml），后咳嗽逐渐加重，并伴有胸闷、胸痛。胸部 CT 检查发现右肺中叶高密度团块影，大小约 9.3 cm×6.4 cm，其内见少量气体密度影，另双肺可见多发大小不等结节影，上述右肺中叶肿物及双肺多发结节在增强扫描中均可见内部迂曲血管样强化（病例图 50-1）。实验室检查：肺炎支原体抗体 IgM 稍增高，肿瘤标记物（AFP、CEA、CA125、CA199、CA153）及血常规、血生化等均未见明显异常。患者既往史：9 年前因子宫肌瘤行子宫次全切除术。为进一步协助鉴别诊断行 FDG PET/CT 检查。

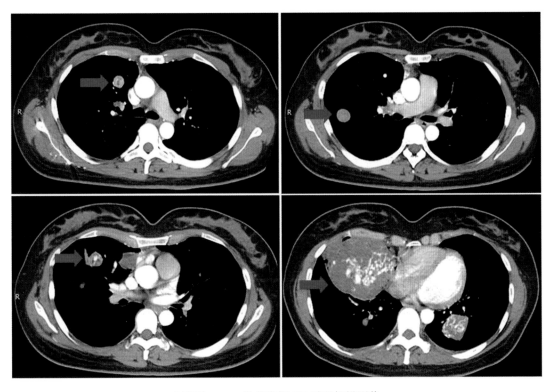

病例图 50-1　患者胸部 CT 增强扫描图像。

^{18}F-FDG PET/CT 检查

影像所见：右肺中叶可见一巨大软组织密度肿块影，最大截面约 9.3 cm×6.4 cm，内含低密度区及少量气体密度影，肿块呈 FDG 摄取不均匀性轻度增高（最高 SUVmax 4.1）；双肺另可见多发大小不等结节影，边界光滑，直径 1.4～3.4 cm，呈 FDG 摄取轻度增高表现，部分结节旁可见增粗的肺血管影；纵隔及双侧肺门未见异常淋巴结显示（病例图 50-2）。子宫部分切除术后残端膨大，相应区域未见 FDG 摄取增高（病例图 50-3）。余扫描范围未见异常 FDG 摄取或结构改变。

检查意见：双肺多发 FDG 代谢轻度增高肿块及结节，结合既往病史，考虑肺良性转移性平滑肌瘤可能性大。

临床诊断及随访

患者后行胸腔镜下右肺肿物楔形切除术：病理结果示梭形细胞肿瘤，与增生的肺泡上皮相间存在，形如错构瘤样结构。梭形肿瘤细胞形态温和，细胞核轻度异型，核分裂罕见（1～2/50 HPF），未见凝固性坏死。免疫组化表达肌源性标记物（α-SMA、Desmin）以及子宫平滑肌源性肿瘤标记物（ER、PR、WT-1），结合病史（数年前有子宫平滑肌瘤切除史），考虑为转移性平滑肌瘤。

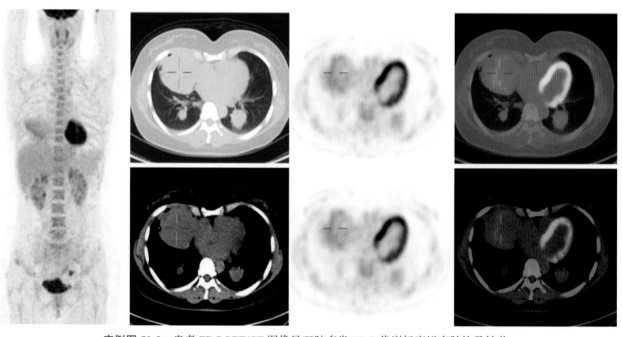

病例图 50-2　患者 FDG PET/CT 图像见双肺多发 FDG 代谢轻度增高肿块及结节。

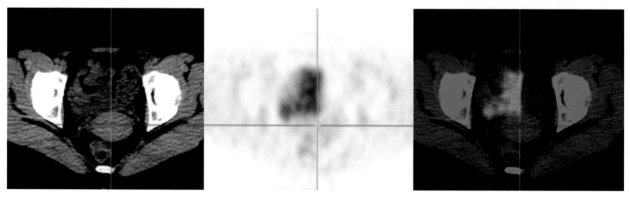

病例图 50-3　子宫部分切除术后残端膨大，相应区域未见 FDG 摄取增高。

病例相关知识及解析

子宫良性转移性平滑肌瘤（benign metastasizing leiomyoma，BML）临床较为罕见，通常发生在有子宫肌瘤病史的女性，且患者多有子宫肌瘤手术史，表现为子宫以外甚至是远离子宫的部位，如肺、盆腔、腹腔、上腔静脉、右心房、脑及骨骼等出现组织形态学及病理学良性的平滑肌瘤。在 BML 的诸多转移中，以肺转移最为多见。

肺良性转移性平滑肌瘤（pulmonary benign metastasizing leiomyoma，PBML）常发生于育龄期有子宫平滑肌瘤手术史的女性患者[1]，在子宫切除后 3 个月至 20 年内均可发生。其病因机制不明，常见的起源假说主要有良性子宫平滑肌瘤通过血管或淋巴管转移，或由于子宫手术（包括刮宫产手术、子宫肌瘤切除术和子宫切除术等）增加了外科诱导的血行播散的可能，使肿瘤通过静脉播散到肺部。对于 PBML 的临床诊断常遇到困难，因其一般无临床症状，多为体格检查时发现，少数患者有轻微咳嗽、胸痛等表现。目前诊断 PBML 主要依据病理学检查结果，且针对本病诊断已有严格标准，即在组织学表现为良性梭形细胞前提下，需进一步结合免疫组化肌源性标记物（提示平滑肌瘤）、ER 及 PR（阳性提示子宫来源），Ki-67 等指标（与恶性平滑肌肉瘤相鉴别）才能最终确定 PBML 的诊断。

PBML 的典型影像表现为肺内单发或多发界限清楚的结节，大小不等，可表现为囊性、囊实性及实性，多无钙化；强化特征不具有特异性，可无强化，也可出现轻度或明显强化；一般不累及支气管内膜和胸膜[2]；也无纵隔或肺门淋巴结肿大[3]。有关 PBML 的 FDG PET/CT 影像表现目前仅限于个案报道，但 PET/CT 检查不仅可反映肺内 BML 的 FDG 代谢情况，也可反映病变的全身累及情况。PBML 肺内转移性结节多数表现为低代谢，少数为中高代谢[4-5]。

依据本病变的影像学特点需与以下疾病鉴别：①肺转移瘤：转移瘤 CT 一般表现为双肺中、外带为主的多发结节，结节大小不等，边缘光滑，密度不均，并常伴有胸腔积液或淋巴结肿大，病程进展迅速。PET/CT 一般可发现原发灶，转移灶与原发灶代谢活性一般一致。②结核球：多见于年轻患者，多无症状，多位于结核好发部位（上叶尖后段和下叶背段）。病灶边界清楚，直径很少超过 3 cm，可有包膜，结节密度高，有时含有钙化点，周围有纤维结核灶，在随访观察中多无明显改变。③肺错构瘤：大多发生于 40 岁以后，CT 表现为边缘光滑、整齐的结节或肿块性病变，无深分叶征及毛刺征，无卫星病灶，部分病例可出现钙化，"爆米花"样钙化是肺错构瘤的特征性表现。④肺淋巴管血管平滑肌瘤病：由于平滑肌异常增殖导致小气道阻塞和淋巴管扩张引起的继发性改变，常发生自发性气胸和乳糜性胸腔积液，表现为进行性加重的呼吸困难。最具特征性的影像特点为弥漫分布的薄壁气囊肿和全肺过度充气。

由于 PBML 的病程长短不一，可以从慢性无症状过程到快速进展，从而导致呼吸衰竭而死亡。在临床治疗方面，对于数目较少、相对局限的转移灶可通过外科手术切除；对于有多发病灶不适宜手术的患者，激素治疗和药物性卵巢切除是较好的选择。我们不难理解 FDG PET/CT 无论对该病的早期鉴别诊断还是观察病变累及范围都优于常规影像检查，这将对临床治疗方案的确立提供有效的参考信息。因此，在临床实际工作中，如遇到育龄期女性有子宫平滑肌瘤病史，FDGPET/CT 检查发现单发或多发边界清晰的肺结节，呈 FDG 低摄取，而未发现其他原发病灶时，应考虑到该病可能。在此基础上，通过 PET/CT 进一步帮助临床选择适宜的活检部位，并通过病理学检查确定最终诊断。

参考文献

［1］Barnaś E，Książek M，Raś R，et al. Benign metastasizing leiomyoma：A review of current literature in respect to the time and type of previous gynecological surgery. PLoS One，2017，12（4）：e0175875.

［2］Loukeri AA，Pantazopoulos IN，Tringidou R，et al. Benign metastasizing leiomyoma presenting as cavitating lung nodules. Respir Care，2014，59（7）：e94-97.

［3］Rege AS，Snyder JA，Scott WJ. Benign metastasizing leiomyoma：a rare cause of multiple pulmonary nodules. Ann Thorac Surg，2012，93（6）：e149-151.

［4］Khan M，Faisal A，Ibrahim H，et al. Pulmonary benign metastasizing leiomyoma：A case report. Respir Med Case Rep，2018，24：117-121.

［5］Sawai Y，Shimizu T，Yamanaka Y，et al. Benign metastasizing leiomyoma and 18-FDG-PET/CT：A case report and literature review. Oncol Lett，2017，14（3）：3641-3646.

（王玲　富丽萍）

病例 51　肺癌

病史及检查目的

患者男性，64 岁，主诉：体检发现右肺占位 1 个月。患者 1 个月前外院体检行胸部 CT 检查发现右肺占位，现无明显不适，既往史无特殊。为进一步明确诊断及术前分期行 ^{18}F-FDG PET/CT 检查（病例图 51-1）。

^{18}F-FDG PET/CT 检查

影像所见：右肺下叶可见一团片状 FDG 摄取增高灶（SUVmax 13.7），CT 相应部位可见不规则软组织密度肿物，范围 4.8 cm×3.3 cm×3.2 cm，肿物边界欠清，边缘可见分叶、毛刺征，并牵拉周围胸膜；扫描野内其余部位未见明显异常结构改变及 FDG 摄取。

检查意见：右肺下叶占位，FDG 代谢增高，考虑肺癌可能性大；未见明显肿瘤转移征象。

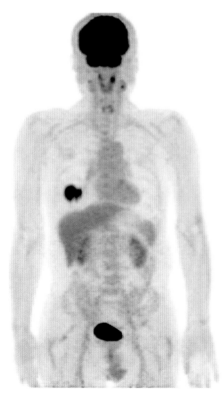
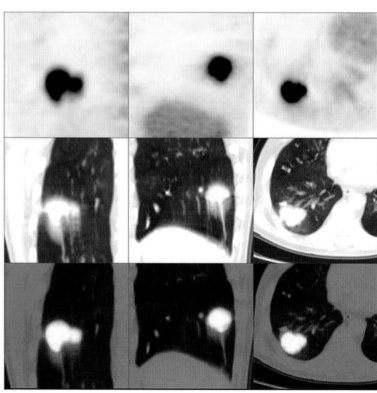

病例图 **51-1**　患者 ^{18}F-FDG PET/CT 图像。

最终临床诊断

该患者在 PET/CT 检查后行胸腔镜下右肺下叶楔形切除术，切除肿物经病理学检查最终诊断为低分化腺癌。

病例相关知识及解析

肺癌（lung cancer）是我国最常见的恶性肿瘤，根据近年来我国国家癌症中心统计数据，肺癌发病率和死亡率在我国均居恶性肿瘤首位，据全球最新癌症负担数据显示，2020 年全球癌症死亡病例 996 万例，其中中国癌症死亡人数 300 万。从病理和治疗角度，大致可以分为非小细胞肺癌（NSCLC）和小细胞肺癌（SCLC）两大类，其中非小细胞肺癌占 80%～85%，包括腺癌、鳞状细胞癌等组织学亚型，其余为小细胞肺癌。肺癌患者早期多无明显症状，临床上出现症状就诊时多数已属晚期。肺癌的临床表现具有多样性但缺乏特异性，可归纳为：原发肿瘤本身局部生长引起的症状，原发肿瘤侵犯邻近器官、结构引起的症状，肿瘤远处转移引起的症状以及肺癌的肺外表现（如副肿瘤综合征）等。由于小细胞肺癌独特的生物学特性，治疗上除了少数早期病例外，主要采用化疗和放疗相结合的综合治疗，而非小细胞性肺癌则根据分期不同选择不同的治疗方案，如早期患者尽量采用手术切除以达到根治效果；若分期不是很早还要进行术后辅助化疗；如果是晚期患者则以非手术的综合治疗为主。

肺癌的诊断需要结合临床表现、实验室检查、影像学检查及病理学检查等综合判断，其中组织病理学检查为金标准。实验室检查主要是肿瘤标志物测定，包括 CEA、NSE、CYRFA21-1、proGRP、鳞状上皮细胞癌抗原（SCCA）等。在影像学检查中，胸部 CT 具有简便、灵敏度高的优点，为首选的检查方法。MRI 对判断胸部或纵隔受累情况和观察脑、椎体有无转移具有优势。FDG PET/CT 为全身大视野成像，对于肺癌的诊断、分期、手术评估、放疗靶区勾画以及评估疗效与预后均可提供有效信息，是一种较理想的检查手段。

根据美国国立综合癌症网络（NCCN）肿瘤学临床实践指南、美国胸科医师协会临床实践指南以及国内专家共识[1]，认为对于有条件者在下列情况下推荐进行 FDG PET/CT 检查：①孤立肺结节的诊断与鉴别诊断，主要适用于 ≥8 mm 的实性结节、部分实性结节，或持续存在且内部实性成分 ≥6 mm 的结节；②肺癌治疗前分期，PET/CT 对于淋巴结转移和胸腔外转移有更好的诊断效能，大视野成像易于一次性检出全身多发病灶（病例图 51-2）；③肺癌放疗定位，比较以往 CT 影像定位，依据 PET 影像勾画肿瘤生物靶区所实施的放疗具有更好的治疗效果；④辅助鉴别常规 CT 无法判断的肿瘤术后瘢痕与复发肿瘤，如表现为 FDG 高摄取，应考虑到肿瘤复发，需进行活检证实；⑤辅助鉴别常规 CT 无法判断的肿瘤放疗后纤维化与肿瘤残存 / 复发病灶，如 PET 表现 FDG 摄取增高，需活检证实；⑥辅助评价肺癌化疗或分子靶向治疗疗效，肿瘤体积缩小、代谢活性受抑提示治疗效果好（病例图 51-3）。由此可见，FDG PET/CT 在肺癌诊疗中起着非常重要的作用。

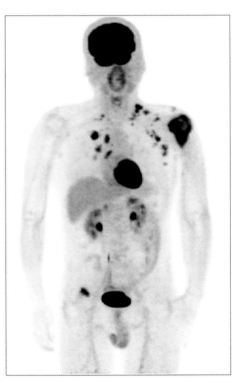

病例图 51-2　右肺腺癌伴肺内、淋巴结、右侧肾上腺及多发骨转移患者的 FDG PET/CT 图像。

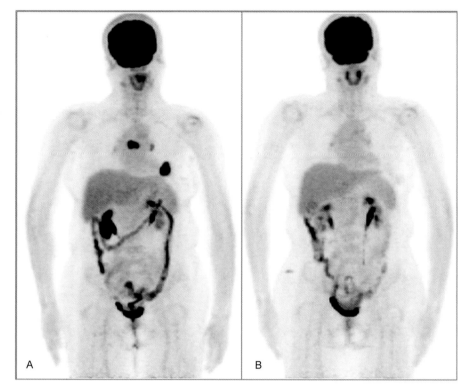

病例图 51-3　患者女性，64 岁，诊断右肺下叶鳞状细胞癌伴右肺门及纵隔多发淋巴结转移，行 3 周期新辅助化疗后（TC ＋ K 方案），病灶缩小，肿瘤活性明显受抑（**A**：治疗前；**B**：治疗后）。

参考文献

［1］国家卫生健康委办公厅 . 原发性肺癌诊疗指南（2022 年版）［J］. 协和医学杂志，2022，13（4）：549-570.

（郝科技）